Diagnose und Therapie der gonorrhoischen Erkrankungen

in der Allgemeinpraxis

Von

Privatdozent Dr. **Paul Mulzer**

Oberarzt der Universitätsklinik für Haut- und Geschlechtskrankheiten
zu Straßburg i. E.

Berlin
Verlag von Julius Springer
1913

ISBN-13: 978-3-642-90136-2 e-ISBN-13: 978-3-642-91993-0
DOI: 1.1007/978-3-642-91993-0

Softcover reprint of the hardcover 1st edition 1913

Meinem hochverehrten Lehrer

Herrn Professor A. Wolff

gewidmet

Vorwort.

Vorliegendes Büchlein ist in erster Linie für den Studierenden und für den praktischen Arzt bestimmt. Es soll ihn lehren, wie er diejenigen Erkrankungen erkennen und in einfacher und zweckmäßiger Weise behandeln kann, mit denen er, wie Finger treffend bemerkt, meist seine junge Praxis beginnt und die ihm oft bis ans Ende derselben viele sorgenvolle Stunden bereiten. Das Werkchen kann und soll nicht Anspruch auf Originalität machen, denn die Krankheiten, die es umfaßt, finden sich in den einschlägigen Lehrbüchern meist so gut und prägnant dargestellt, daß ich mich besonders bei der Beschreibung des jeweiligen Krankheitsbildes mehr oder weniger an diese anschließen mußte. Benützt habe ich hierzu hauptsächlich die Lehrbücher von Lesser, Wolff, Riecke, Finger, Scholtz und die im gleichen Verlag erschienene kleine Monographie von Caro. Bezüglich der Therapie und Diagnose der gonorrhoischen Krankheiten aber kann gerade die Fülle dessen, was ausführliche Lehrbücher hierüber bringen, den Anfänger oder den nicht spezialistisch vorgebildeten praktischen Arzt nur verwirren oder ihn zu Maßnahmen verleiten, durch die er eben infolge mangelnder spezialistischer Ausbildung seinen Kranken unter Umständen schaden kann. Ich habe deshalb im folgenden nur diejenigen Untersuchungsmethoden angegeben, die möglichst einfach sind und eben deshalb keine besondere Schulung erfordern und doch, für den praktischen Arzt wenigstens, vollkommen ihren Zweck erfüllen. Zugleich habe ich aber versucht, die Therapie dieser Erkrankungen in eine gewisse einheitliche Form zu kleiden, aus der grossen Zahl der uns gerade hier zur Verfügung stehenden Medikamente nur die erprobtesten anzuführen und für ihre Anwendung präzise Indikationen, bzw. Kontraindikationen anzugeben.

Selbstverständlich kann und soll dieses kleine Buch große Lehrbücher nicht ersetzen. Ich hatte den Inhalt desselben ursprünglich nur als Unterlage für praktische Übungen auf diesem Gebiete bestimmt, wie ich sie an hiesiger Universität für Studierende veranstalte. In dieser Weise wird es auch seinen Zweck wohl am besten erfüllen, Abbildungen habe ich aus eben diesem Grunde fortgelassen, da selbst die besten Abbildungen das nicht zu ersetzen vermögen, was man durch eigene Anschauung und Übung am Krankenbett gelernt hat.

Straßburg, März 1913.

Dr. Paul Mulzer.

Inhaltsverzeichnis.

I. Kapitel.

Definition und Einteilung der gonorrhoischen Erkrankungen. Der Gonokokkus.

Unter „gonorrhoischen Erkrankungen" verstehen wir gewisse Krankheitsformen des menschlichen Organismus, die durch einen bestimmten Mikroorganismus, den Gonokokkus Neisser hervorgerufen werden. Aus dieser Definition ergibt sich ohne weiteres, daß diese Krankheiten kontagiös sein müssen. Mit nur wenigen Ausnahmen werden sie unmittelbar vom Mensch zum Menschen übertragen.

Die gonorrhoischen Erkrankungen gehören zu den sogenannten venerischen Krankheiten, denn sie werden fast ausschließlich auf dem Wege des sexuellen Verkehrs erworben und weiter verbreitet.

Bei den gonorrhoischen Erkrankungen handelt es sich in erster Linie um lokale krankhafte Prozesse und zwar sind es vor allem die Schleimhäute, die in Form flächenhaft sich ausbreitender Entzündungen erkranken. Von diesen lokalen, d. h. auf den Ort der Infektion und dessen nächste Umgebung beschränkten Krankheiten kann es aber auch durch Eindringen der hier ja stets vorhandenen Gonokokken in die Lymph- und Blutbahn zur Entwicklung metastatischer Krankheitsherde in verschiedenen anderen Organen, ja sogar zu einer, allerdings erhältnismäßig seltenen, gonorrhoischen Allgemeininfektion des Organismus kommen.

Unsere genaueren Kenntnisse der gonorrhoischen Erkrankungen beruhen im wesentlichen auf der im Jahre 1879 durch Albert Neisser erfolgten Entdeckung des Gonokokkus. Neisser teilte damals mit, daß er mit dem Kochschen Tinktionsverfahren im Eiter des Trippers und der Augenblennorrhöe regelmäßig eine Mikrokokkenform nachzuweisen vermocht habe, die er als spezifisch für diese Krankheit ansehe. Durch Bocai und Finkelstein wurden diese Angaben bestätigt. Gleichzeitig gelang es diesen Autoren, den „Gonokokkus“ zu kultivieren und durch Inokulation derartiger Kulturen in eine normale Urethra in zwei Fällen eine akute Urethritis zu erzeugen. In der Folgezeit wurden die Befunde Neissers noch von zahlreichen Autoren, unter denen besonders Bumm, Wertheim und Finger zu nennen sind, bestätigt und erweitert, so daß kein Zweifel mehr bestehen konnte, daß der Gonokokkus tatsächlich der Erreger der Tripperkrankheiten sei.

Der Gonokokkus, dessen wichtigste morphologische und tinktorielle Eigenschaften Neisser selbst erkannte, gehört zu den Diplokokken. Am klarsten tritt seine Lagerung zu Paaren in Erscheinung in Präparaten aus menschlichen Sekreten und Exsudaten. Im Eiter findet man die Gonokokken am häufigsten gelagert in „Semmel- und Kaffeebohnenform“, eine Bezeichnung, die außerordentlich prägnant von Neisser selbst geprägt worden ist. Die einzelnen Exemplare der Gonokokkenpaare sind meist etwas länglich und durch einen feinen Spalt voneinander getrennt. Gegen diesen Spalt zu sind die Kokken abgeplattet, oder leicht konkav ausgebuchtet. Was ihre Größe betrifft, so fand Bumm bei ausgebildeten Exemplaren eine Länge von 1,6 μ und eine Breite von 0,8 in der Mitte gemessen. Der Spalt beträgt etwa ein Fünftel des angegebenen Breitenmaßes. Eine Eigenbewegung scheinen die Gonokokken ebensowenig wie die anderen Kokkenarten zu besitzen.

Die Teilung der Gonokokken vollzieht sich nach Neisser in der Weise, daß sich die Kokken zunächst strecken, in der Mitte einschnüren und sich in einer zum medianen Spalt senkrechten Linie teilen. So entstehen aus dem einen Gonokokkenpaar zwei Diplokokkenpaare, die in Achterform meist noch nahe zusammenliegen. Die neugebildeten Individuen strecken sich dann ebenfalls, es erfolgt weiterhin Einkerbung und Einschnürung und endlich eine neue Teilung. Da diese Teilungen immer in der gleichen Ebene erfolgen, kommt es zu flächenhafter Ausbreitung in größeren und kleineren Rasen, wie man sie in Klatschpräparaten von frischen Kulturen und auch in Sekretpräparaten häufig konstatieren kann. Auf diese Eigentümlichkeit der Teilungsform ist auch ein weiteres Charakteristikum der Lagerung der Gonokokken zurückzuführen, das diagnostisch von großer Bedeutung ist. Der Gonokokkus gruppiert sich nämlich nie in Ketten; er findet sich stets in kleinen Gruppen und Häufchen, und die Zahl der Einzelindividuen einer Gruppe ist nicht nur eine paarige, sondern meist auch eine durch vier teilbare (Finger). Eine Paketbildung wie bei Sarcine kommt jedoch nicht vor.

Die Gonokokken finden sich im Eiter und in Exsudaten teils frei, teils auf den Epithelzellen liegend und teils, und das in überwiegender Mehrheit, im Protoplasma der Eiterzellen. Ob diese Mikroorganismen in die Leukozyten eindringen und diese zerstören oder ob hier eine Art Phagozytose vorliegt, ist noch nicht mit Bestimmtheit entschieden. Jedenfalls bildet aber diese häufige intrazelluläre Lagerung der Gonokokken, wie wir noch sehen werden, ein sehr wichtiges diagnostisches Unterscheidungsmittel anderen ähnlichen Diplokokken gegenüber. Häufig findet man auch freie Gonokokkenhaufen, die in ihrer Anordnung noch deutlich erkennen lassen, daß sie sich innerhalb einer mittlerweile zerstörten Eiterzelle befunden haben.

Die Gonokokken haben wie alle Spaltpilze eine große Avidität für basische Anilinfarben. Sie werden leicht durch die gebräuchlichsten derartigen Farbstoffe, wie Methylviolett, Dahlia, Gentianaviolett, Vesuvin, Bismarckbraun, Fuchsin, Karbolfuchsin und Methylenblau gefärbt, geben aber die Farbe ebenso leicht wieder in Alkohol und Säuren ab. Wie wir gleich sehen werden, findet diese Eigentümlichkeit im färberischen Verhalten der Gonokokken ihre praktische Verwertung bei der Diagnose derselben mittelst der Gramschen Methode.

Der Nachweis der Gonokokken kann im lebenden Zustande derselben, also im frischen Präparat, mit einem gutem Mikroskop oder auch mittelst der Dunkelfeldbeleuchtung geführt werden. Am einfachsten und für die tägliche Praxis am besten durchführbar geschieht er im gefärbten Trockenpräparat, das folgendermaßen hergestellt wird:

Mittelst einer durch Ausglühen sterilisierten Platinöse wird von dem zu untersuchenden Sekrete auf einem reinen Objektträger oder Deckgläschen ein dünner, möglichst gleichmäßiger Ausstrich gemacht. Das Präparat läßt man lufttrocken werden und fixiert es dann am besten durch dreimaliges Durchziehen durch die mittelstarke Flamme eines Bunsenbrenners. Hierauf färbt man $\frac{1}{2}$—1 Minute mit Methylenblau, entweder in einfach wässeriger oder in schwach alkalischer, sog. Löfflerscher Lösung, spült dann mit Leitungswasser ab, trocknet das Präparat zunächst mit Fließpapier und dann über einer schwachen Flamme und untersucht dasselbe mit Ölimmersion. Ein Einbetten des Präparates in Kanadabalsam ist hierbei nicht nötig. Die Gonokokken heben sich in derartig gefärbten Präparaten dunkelblau bis fast schwarz ab; das Protoplasma ist fast ungefärbt, die Kerne erscheinen leicht blau tingiert.

In derselben Weise kann man auch die übrigen der oben genannten basischen Anilinfarben verwenden.

Von besonderer diagnostischer Bedeutung ist aber das Verhalten der Gonokokken gegenüber der Gramschen Methode. Die Gonokokken sind nämlich nach „Gram entfärbbar", wodurch sie sich nicht nur von den Staphylo- und Streptokokken, sondern auch von vielen anderen Diplokokken unterscheiden.

Die Technik der Gram-Färbung gestaltet sich etwa folgendermaßen:

Gleichmäßig und fein ausgestrichene, nicht zu stark bei der Fixierung erhitzte Präparate werden ca. 1 Minute in Karbol-Gentianaviolett gefärbt. Dieses von Czaplewski angegebene Farbegemisch wird fast allgemein gegenüber dem sonst bei der Gramschen Färbung üblichen Anilinwasser-Gentianaviolett bevorzugt, da man sich dieses, weil es nur kurze Zeit haltbar ist, immer wieder vor jeder Färbung neu herstellen muß. Das Karbolgentianaviolett (gesättigte alkoholische Gentianaviolettlösung 10 Teile, $2\frac{1}{2}$% wässerige Karbollösung 90 Teile) dagegen ist lange Zeit haltbar und immer gleich gut gebrauchsfertig.

Nach der Färbung mit Karbol-Gentianaviolett erfolgt Abgiessen der Farbeflüssigkeit. Ohne Abspülung des Präparates mit Wasser wird dasselbe mit Jodjodkalilösung (1:2:300) übergossen. Nach $\frac{1}{2}$—1 Minute gießt man die Jodlösung wieder ab spült wieder nicht mit Wasser ab, sondern läßt jetzt so lange absoluten Alkohol auf das Präparat einwirken, bis keine Farbwolken mehr abgehen, was ebenfalls nach etwa 1—$1\frac{1}{2}$ Minuten der Fall ist. Jetzt erst wird das Präparat gut mit Leitungswasser abgespült und mit Fließpapier abgetrocknet.

Zu der jetzt folgenden Nachfärbung benutzt man entweder schwache wässerige oder wässerig-spirituöse Safraninlösung oder

Bismarckbraunlösung (3 g auf 20 g warmen sterilen Wassers, 30 ccm 96%igen Alkohol, schütteln, filtrieren (Jadassohn) oder etwa 10fach verdünnte Karbolfuchsinlösung. Man färbt mit diesen Lösungen das Präparat ca. 10 Sekunden bis 1 Minute, spült mit Wasser ab, trocknet das Präparat in üblicher Weise und untersucht mit Ölimmersion.

In derartig behandelten Präparaten erscheinen dann die Zellkerne und die Gonokokken in der Farbe der zur Nachfärbung verwendeten Farbflüssigkeit, während andere „grampositive" Kokken violett oder fast schwarz gefärbt sind.

Präparate, die ursprünglich mit Methylenblau gefärbt waren, kann man entweder nach sorgfältiger Entfernung des Öls mit Xylol oder Chloroform, mit Alkohol oder salzsaurem Alkohol vorher entfärben oder auch sie gleich dem Gramschen Verfahren unterwerfen.

Die Darstellung der Gonokokken in Gewebsschnitten ist nicht so einfach, wie die im Ausstrichtrockenpräparat. Sie erfordert eine große Übung in derartigen Untersuchungen und gelingt auch dann nicht immer. Da sie für den praktischen Arzt so gut wie gar keine Bedeutung hat, brauche ich hier nicht weiter auf die Technik der Schnittfärbung einzugehen.

Das gleiche gilt für die Züchtung der Gonokokken auf künstlichen Nährboden. Obwohl eine verhältnismäßig große Zahl von künstlichen Nährboden angegeben worden sind, auf denen sich Gonokokkenkulturen anlegen lassen, ist ihre Kultivierung doch immerhin mit ziemlichen Schwierigkeiten verbunden. Am zuverlässigsten sind meiner Ansicht nach schwach sauere Nährboden, die Aszitesflüssigkeit oder menschliches Blut enthalten. Die Kulturkolonien erscheinen im auffallenden Lichte zart, grauweiß, leicht glänzend, tautröpfchenartig und zeigen nach 72 Stunden oft schon dem freien Auge sichtbaren unregelmäßig buchtigen Rand (Finger). Die Kultur gelingt aber auch auf diesen Nährboden nach meiner Erfahrung nur, wenn das Impfmaterial zahlreiche Gonokokken enthält, die ja dann viel leichter und bedeutend schneller mikroskopisch nachweisbar sind. Enthält das Material jedoch nur spärliche, mit dem Mikroskope nicht ohne weiteres nachweisbare Gonokokken, so fällt auch in den weitaus meisten Fällen ein Kulturversuch negativ aus. Daher kommt dem Kulturverfahren zum eventuellen Nachweis von Gonokokken in verdächtigen Sekreten meiner Überzeugung nach praktisch nur eine geringe Bedeutung zu.

Die Gonokokken sind sehr empfindlich gegen Wärme. Da Optimum ihres Wachstums ist 36—37°. Bei höheren Temperaturen sterben sie nach kurzer Zeit ab. Auch gegen Austrocknung sind die Gonokokken sehr wenig resistent, ebenso gehen sie schnell in Flüssigkeiten zugrunde, die ihnen kein Nährmaterial bieten, z. B. in Badewasser oder in Urin.

Es ist bisher noch nicht gelungen, die Gonokokken auf Tiere zu übertragen. Auch spontan kommt die Gonorrhöe nicht bei Tieren vor; der sog. Tripper der Hunde und Hasen ist lediglich auf eine Balanitis, nicht aber auf eine gonorrhoische Erkrankung im eigentlichen Sinne zurückzuführen.

II. Kapitel.

Der Harnröhrentripper des Mannes. Anatomische Verhältnisse der männlichen Harnröhre.

Wie wir bereits eingangs unserer Betrachtungen gehört haben, erkranken durch Gonokokkeninvasion in erster Linie die Schleimhäute der Geschlechtsorgane. Wir kennen diese recht häufigen Erkrankungen, die sich durch einen eitrigen Ausfluß aus den Geschlechtsteilen kennzeichnen, unter dem Namen „Tripper“ oder „Gonorrhöe“. Der Tripper befällt sowohl das männliche wie das weibliche Geschlecht, nimmt aber, besonders in seinen Folgezuständen, analog des verschiedenen anatomischen Baues der Sexualorgane beider Geschlechter, bei beiden einen verschiedenartigen Verlauf.

Die häufigste Gonokokkenerkrankung ist der Harnröhrentripper des Mannes (Gonorrhöe, Blennorrhagie, chaudepisse, clap), mit dem wir uns auch zunächst beschäftigen wollen. Blaschko hat auf Grund einer vom preußischen Kultusministerium am 30. April 1900 vorgenommenen Umfrage und nach den Ergebnissen eigener Statistiken festgestellt, daß in einer Großstadt wie Berlin alljährlich von 1000 jungen Männern zwischen 20 und 30 Jahren fast 200, also beinahe der fünfte Teil an Gonorrhöe erkrankt. „Nun beträgt aber“, so folgert Blaschko weiter, „die Zeit, während welcher die männliche Jugend der Gefahr einer geschlechtlichen Infektion ausgesetzt ist, länger als ein Jahr; sie beträgt für manche Bevölkerungsschichten 5, für manche 10 Jahre und darüber. Ein junger Mann wird also nach 5jährigem

Zölibat einmal eine Gonorrhöe erwerben, in 10 Jahren zweimal. Von den Männern, die über 30 Jahre alt in die Ehe treten, würde demnach jeder zweimal Gonorrhöe gehabt haben."

Eine gonorrhöische Erkrankung der männlichen Harnröhre kommt dadurch zustande, daß Gonokokken in dieselbe hineingelangen, bzw. sich auf der Schleimhaut der Harnröhre ansiedeln und sich da vermehren.

Eine derartige Infektion der Harnröhrenschleimhaut des Mannes mit Gonokokken erfolgt aber in den weitaus meisten Fällen gelegentlich des sexuellen Verkehrs mit einem tripperkranken Weibe. Während des Beischlafes mit einer derartig erkrankten Frau gelangt nämlich gonokokkenhaltiges Sekret, das aus der Harnröhre, der Scheide oder aus der Cervix bzw. der Gebärmutter derselben stammen kann, an und in das Orificium externum. Hier wird es noch außerdem durch die Friktion meist in die Schleimhaut desselben gewissermaßen eingerieben. Eine derartige Imprägnierung der Lippen des Orificium ist aber für das Zustandekommen einer Gonorrhöe nicht absolut notwendig. Sie erklärt nur die häufige Nutzlosigkeit prophylaktischer Waschungen und Einträufelungen. Für eine gonorrhoische Infektion genügt es meist schon, wenn gonokokkenhaltiger Eiter bei der Einführung des Penis in die Scheide an das Orificium gelangt, von wo aus dann eine Erkrankung der ganzen Harnröhre und der mit ihr in Verbindung stehenden Organe erfolgen kann.

Es braucht aber unter Umständen der Koitus nicht einmal wirklich vollzogen zu werden. Auch bei Versuchen einer Immissio penis kann gonokokkenhaltiges Sekret, das aus den erkrankten Teilen der Frau über die äußeren Genitalien geflossen ist, an die Mündung der Harnröhre gelangen oder aber es kann durch irgendwelche manuelle Vornahmen indirekt dorthin gebracht werden und so zu einer Infektion führen. Derartige ätiologische Momente sind besonders hinsichtlich des Zustandekommens der Gonorrhöe der Kinder und alter, impotenter Männer zu berücksichtigen.

Auch bei falschem Gebrauche einer Schutzhülle, eines sog. Kondoms, insbesondere beim Abziehen desselben, kann eine gonorrhoische Infektion erfolgen. Die „Abortinfektion" oder die „Infektion durch Badewasser" spielt hier wohl nur eine sehr untergeordnete Rolle. Wir wissen ja schon, daß sich die Gonokokken außerhalb des menschlichen Körpers nur ganz kurze Zeit lebensfähig bzw. virulent erhalten und daß sie sehr empfindlich gegen

Eintrocknen sind. Derartige Angaben werden von Patienten meist nur gemacht, um ihren, hier den infektiösen Exzeß in venere, zu verheimlichen. Daß eine gonorrhoische Infektion durch „aufregende Träume“ oder dadurch zustande käme, daß „gegen den Wind uriniert worden sei“ oder durch ähnliche Vorgänge erfolgt sei, was immer und immer wieder selbst von intelligenten Patienten dem Arzt erzählt wird, ist selbstverständlich unmöglich.

Das Lebensalter verringert oder erhöht die Möglichkeit einer gonorrhoischen Infektion in keiner Weise. Auch eine Immunität gegen das Trippergift gibt es nicht. Dagegen scheint doch vielleicht eine individuelle Empfänglichkeit für dasselbe vorhanden zu sein.

Dagegen kommen für eine Tripperinfektion aber sicherlich gewisse prädisponierende Momente in Betracht, worauf Beobachtungen mit zurückzuführen sind, nach denen von zwei Männern, die mit demselben floridgonorrhoischen Weibe verkehren, der eine tripperkrank wird, während der andere gesund bleibt. So wird durch die Weite der Urethralmündung oder durch eine abnorme Lage derselben (Hypospadie) eine Infektion natürlich erleichtert. Auch mehrfache Wiederholung des Koitus und abnorm lange Dauer desselben (z. B. in der Trunkenheit) werden eine Infektion begünstigen. Das Bestehen einer Vorhautverengerung kann auch dazu beitragen, eine Tripperinfektion zu begünstigen, indem diese einerseits eine gründliche Reinigung des Gliedes nach einem Beischlaf erschwert und andererseits den eventuell in den Vorhautsack gelangten Gonokokken eine günstige Vermehrungsstätte bildet.

Ehe wir nun zur Besprechung des eigentlichen Krankheitsbildes und des klinischen Verlaufes einer gonorrhoischen Infektion der männlichen Harnröhre übergehen, wollen wir uns zum besseren Verständnis derselben und der pathologischen Vorgänge, die sich hier abspielen, in Kürze die anatomischen Verhältnisse dieses Organs vergegenwärtigen [1]).

Die Anatomen teilen bekanntlich die Harnröhre, Urethra, in drei Abschnitte ein, in die Pars cavernosa, sive spongiosa, in die Pars membranacea und in die Pars prostatica urethrae. Diese Einteilung hat aber für uns nur einen untergeordneten Wert. Von größerer diagnostischer und therapeutischer Bedeutung ist für uns die Einteilung der Harnröhre in einen vorderen und in einen hinteren Abschnitt,

[1]) Nach Broesike, Lehrbuch der normalen Anatomie.

in die sog. Pars anterior und Pars posterior urethrae. Diese Einteilung der Harnröhre ist keine willkürliche, denn Bau und Umhüllung dieser beiden Teile sind verschieden, desgleichen ihre funktionelle Aufgabe. Die Pars anterior, die die Pars pendula und bulbosa umfaßt, ist von den Schwellkörpern umgeben und wird daher auch Pars cavernosa genannt; in der Pars posterior dominiert die mächtige, dieselbe umgebende Muskulatur, weshalb diese Partie auch Pars muscularis genannt wird. Die Pars anterior dient lediglich als Passage für den Harnstrahl und, erigiert, als Begattungswerkzeug, während der Pars posterior wichtige Aufgaben bei dem Zustandekommen der Miktion zufallen.

Der Verlauf der Urethra ist im schlaffen Zustande ein S-förmiger. Die erste, abwärts gerichtete Konvexität bildet den tiefsten Teil der Urethra und wird wegen ihrer Lage am Damm Perinealkrümmung genannt, die andere, aufwärts gerichtete Konvexität der Urethra liegt vor oder unter der Symphyse; sie wird daher als Symphysenkrümmung bezeichnet. Letztere wird bei der Erektion des Penis oder durch Erheben desselben völlig ausgeglichen, erstere nicht, was beim Katheterisieren oder beim Sondieren zu beachten ist.

Die Länge der Pars anterior beträgt 13—14 cm, die der Pars posterior 4—6 cm.

Die Harnröhre besitzt drei weite und zwei enge Stellen. Die drei weiten sind:

1. Die Pars prostatica.
2. Der in dem Anfangsteil der Pars cavernosa gelegene Recessus bulbosus, eine Erweiterung, in der sich gelegentlich das Ende eines eingeführten Katheters fängt.
3. Die Fossa navicularis dicht am Orificium.

Die zwei engen Stellen sind vor allem die Pars membranacea bzw. der an der Grenze zwischen Pars anterior und posterior gelegene Compressor urethrae, dessen reflektorische Kontraktionen gelegentlich ebenfalls dem einzuführenden Instrument Schwierigkeiten entgegensetzt, und das Orificium externum urethrae.

Mit diesem, dem Orificium externum urethrae, beginnt die Pars anterior. Sie ist in ihrer ganzen Länge von kavernösem Gewebe umgeben, das in seiner Gesamtheit das Corpus cavernosum urethrae darstellt. Dieser kavernöse Körper ist in seinem vorderen und hinteren Ende angeschwollen. Die vordere Anschwellung ist die Eichel, glans penis, die von dem Penisschaft durch einen vorspringenden Rand, der Corona glandis und durch eine dahinter liegende Furche, dem Collum glandis oder Sulcus retroglandularis deutlich abgegrenzt ist. Die Eichel ist normalerweise bedeckt von der Vorhaut, Praeputium, einer Duplikatur der Bauchhaut. Man unterscheidet an ihr ein inneres und ein äußeres Blatt. Beide Blätter sind sehr leicht gegeneinander verschieblich, so daß die ganze Präputialfalte durch Zurückziehen der Penishaut vollkommen ausgeglichen werden kann. An der unteren Seite ist die Vorhaut mit der Eichel durch eine median gelegene Falte, das Vorhautbändchen, Frenulum praeputii, eng verbunden.

Die hintere Anschwellung des kavernösen Körpers bildet den sog. Bulbus urethrae, ein kolbiges Gebilde dessen obere Fläche an die untere des Diaphragma urogenitale angeheftet und dessen unterer Teil vom Musculus bulbocavernosus bedeckt ist. Der Bulbus wird jederseits von dem Ausführungsgange der Cowperschen Drüse durchbohrt, die unweit der Medianlinie, nahe dem unteren Rande des Diaphragma urogenitale in die Muskelfasern des Musculus perinei profundus eingebettet ist.

Die Schleimhaut der Pars anterior, die im ruhenden Zustande dicht zusammenliegt, zeigt eine Anzahl longitudinaler Falten, die ihr auf dem Querschnitt ein sternförmiges Aussehen geben. Daneben findet man noch meist einige kleine Querfalten, von denen eine größere, an der oberen Wand, entsprechend der hinteren Grenze der Fossa navicularis, als Valvula fossae navicularis oder Guérinsche Falte bekannt ist und die sich oft bei der Einführung eines Bougies störend bemerkbar macht.

In der Schleimhaut der Pars anterior finden sich teils frei sichtbar, teils von den Querfalten bedeckt die Öffnungen langer schlauchförmiger Gänge, die sog. Morgagnischen Lakunen. Außerdem liegen in der Schleimhaut stets mehr oder weniger verästelte tubulöse Drüsen, die Littréschen Drüsen, deren Ausführungsgänge aber mit dem bloßen Auge nicht erkennbar sind.

Die Schleimhaut der Urethra trägt in der Pars anterior einschichtiges Zylinderepithel, das in der Fossa navicularis in geschichtetes Pflasterepithel übergeht.

III. Kapitel.

Akute Urethritis gonorrhoica anterior.

Sind nun auf irgend eine Art virulente Gonokokken in die männliche Harnröhre bzw. in das Orificium externum derselben hineingelangt, so vergeht zunächst eine kurze Zeit, ehe diese Infektion von dem davon Betroffenen wahrgenommen wird. Naturgemäß werden bei der Infektion nur verhältnismäßig wenig Gonokokken auf die Harnröhrenschleimhaut deponiert. Diese brauchen erst eine gewisse Zeit, bis sie sich dem neuen Medium angepaßt und sich so vermehrt haben, daß sie ihre zerstörende Wirkung auf das Gewebe entfalten können. Diese Zeit nennen wir die Inkubationszeit der Gonorrhöe; sie beträgt durchschnittlich 2—3 Tage, kann aber auch unter Umständen länger, 7—14 Tage, dauern.

Nach Ablauf dieses Inkubationsstadiums treten in der Regel als erste wahrnehmbare Äußerung einer stattgefundenen Tripperinfektion gewisse subjektive Empfindungen zutage, die aus einem eigenartigen Kitzel- und Juckgefühl in dem vordersten Abschnitt der Harnröhre bestehen. Oft ist dieses Gefühl direkt wollüstiger Natur und veranlaßt so zu weiteren Kohabitationen.

Aber auch objektiv lassen sich zu dieser Zeit schon gewisse Anzeichen wahrnehmen, die mit einiger Sicherheit auf eine Tripperinfektion der Harnröhre hinweisen. Meist ist dann die Harnröhrenmündung etwas gerötet, ihre Lippen sind leicht entzündlich geschwollen und mitunter, besonders am Morgen, schon etwas verklebt. Auf Druck tritt aus ihnen ein wenig serös-schleimige Flüssigkeit hervor, in der sich aber mikroskopisch bereits, wenn auch nicht immer, besonders zahlreiche, typische Gonokokken nachweisen lassen.

Dieser Zustand, den wir am besten das Stadium mucosum der Gonorrhöe nennen können, geht nun sehr schnell in ein neues über, in welchem die Eiterung das am meisten hervortretende Symptom ist, so daß wir dieses dann als Stadium blennorrhagicum bezeichnen können. Das anfängliche Kitzelgefühl ist jetzt einem recht unangenehmen Brennen gewichen, das bald immer mehr sich steigernde, besonders beim Urinieren sich äußernde Schmerzen hervorruft. Der anfangs nur spärliche und schleimige Ausfluß wird reichlicher und rein eitrig und quillt aus der stark geröteten und wulstig geschwollenen Harnröhrenöffnung spontan oder auf Druck hervor. Der Eiter ist dick und zähflüssig und nimmt bald eine grünlich-gelbe Färbung an, die in der Wäsche verräterische grüngelbe Flecken verursacht. Oft sind dem eitrigen Sekrete der Harnröhre geringe Blutspuren beigemengt, so daß es eine dunkel, braunrötliche Färbung annimmt (russischer Tripper), oder es kommt mitunter zur Bildung und Abstoßung krupposer Membranen, die dann als förmliche Ausgüsse des Harnröhrenlumens mit dem Urinstrahl ausgestoßen werden (krupöser Tripper).

In diesem Stadium, der Akme der akuten Gonorrhoea anterior, die diese in der Regel 8—10 Tage nach der Infektion erreicht, bekommen wir die Mehrzahl der Patienten zu Gesicht. Die markantesten subjektiven Symptome dieser Periode sind meist heftige Schmerzen, die besonders bei den Mictionen in der Harnröhre auftreten, aber auch in der Zwischenzeit, wenn auch nicht so hochgradig, bestehen. Diese Schmerzen sind oft so stark, daß die Patienten sich fürchten Wasser zu lassen, und dasselbe möglichst lange anhalten. Besonders schmerzhaft ist der Beginn des Urinierens. Nur langsam und in Form spärlicher Tropfen passiert anfangs der Urin die stark entzündlich geschwollene Harnröhrenschleimhaut und erzeugt dabei das Gefühl, als ob eine heiße Flüssigkeit durch die Harnröhre laufe (chaude pisse) oder als ob ein zweischneidiges Messer langsam durch dieselbe hindurch gezogen würde. Die Patienten klammern sich während der Miktion oft krampfhaft an benachbarte Gegenstände an, kalter Schweiß steht ihnen auf der Stirne und mitunter sind sie einer Ohnmacht nahe. Obwohl infolge der lang angehaltenen Blasenentleerung starker Harndrang besteht, geht diese eben infolge der Schmerzen, die sie verursacht, nicht schnell und gleichmäßig vonstatten. Nach wenigen Tropfen halten die Patienten instinktiv wieder mit dem Urinieren inne und entleeren auf diese Weise die Blase nur mühsam und erst nach längerer Zeit.

Äußerst quälend sind in diesem Stadium die gerade infolge des durch die bestehende Entzündung bedingten vermehrten Blutzuflusses und besonders zur Nachtzeit infolge der Bettwärme häufig auftretenden langdauernden Erektionen. Die Schmerzen, die hierbei durch die Zerrung der entzündlich geschwollenen, unnachgiebigen Urethra hervorgerufen werden, sind meist geradezu unerträglich. Der erigierte Penis zeigt manchmal eben infolge dieser Starrheit und Unnachgiebigkeit der Urethra eine nach unten gerichtete Krümmung oder Abknickung, ein Phänomen, das als Chorda venerea bekannt ist.

Objektiv findet sich hier vor allem der schon das Stadium blennorrhagicum charakterisierende reichliche grüngelbe Ausfluß. Die Vorhaut ist ebenfalls meist gerötet und ödematös geschwollen. Ist diese an und für sich nicht weit, so tritt dann fast regelmäßig eine Entzündung der ganzen Eicheloberfläche (Balanitis) und des inneren Vorhautblattes, und infolge davon eine entzündliche Phimose auf. Infolge der starken Sekretion und der Ansammlung des Eiters im Vorhautsack finden sich dann häufig Erosionen am Orificium, auf der Eichel und am inneren Vorhautblatte, ja es kann unter derartigen Umständen sogar zu ausgesprochenen Ulzerationen kommen, die dann gewöhnlich im Sulcus coronarius sitzen. In besonders stürmisch verlaufenden Fällen kann die Haut des ganzen Gliedes stark entzündlich geschwollen und hyperämisch sein. Rote Streifen deuten auf eine bestehende Lymphangitis hin, ja die Lymphgefäße sind in Form verdickter Stränge auf dem Dorsum penis und über der Kranzfurche fühlbar und auch die Leistendrüsen sind zuweilen vergrößert und druckempfindlich. Mitunter findet man bei derartigen Fällen, aber auch sonst bei gonorrhoischen Harnröhrenerkrankungen wahrscheinlich durch den reizenden Ausfluß hervorgerufene spitze Kondylome auf der Eichel oder im Sulcus coronarius.

Viele Patienten weisen bei intensiveren Erkrankungen in der ersten Zeit, wenn auch gewöhnlich nicht besonders hohe Temperatursteigerungen auf. Diese in Verbindung mit den lokalen Schmerzen und der besonders durch die quälenden wiederholten nächtlichen Erektionen bedingte Schlaflosigkeit bringen den Kranken auch rasch körperlich herunter und rufen den Eindruck einer schweren Erkrankung hervor.

Zum Glück dauert bei einigermaßen zweckmäßigem Verhalten dieses Stadium der Akme nicht lange. Nach einigen Tagen, höchstens etwa nach einer Woche nehmen zunächst die subjektiven Beschwerden ab, die Schmerzen beim Urinieren werden geringer, an ihrer Stelle bleibt bald nur noch ein mäßiges Brennen zurück. Hand in Hand damit verschwinden auch die schmerzhaften Erektionen, das Fieber verliert sich und dementsprechend bessert sich auch das Allgemeinbefinden. Nur der Ausfluß besteht meist noch in unverminderlicher Stärke und behält seine rein eitrige zähflüssige Beschaffenheit, bzw. sein grüngelbliches Aussehen bei.

Erst gegen Ende der dritten oder vierten Woche, bei richtiger Behandlung natürlich schon früher, läßt diese Eiterung nach, der Ausfluß wird geringer, ist weniger eiterhaltig, wird dünnflüssiger und zeigt ein mehr weißlichgelbes Aussehen. Dann wird er wieder schleimig wie ganz im Anfang der Erkrankung und hört schließlich, in besonders günstigen Fällen nach 5 bis 6 Wochen, überhaupt auf, und der Tripper ist, wenn auch relativ selten, damit geheilt.

Nun verläuft natürlich nicht jeder Tripper in der eben geschilderten schweren Form. Insbesondere die zweite, dritte oder noch spätere Tripperinfektionen können milder verlaufen. Es gibt aber auch Trippererkrankungen, selbst erstmalige, die so wenig subjektive Erscheinungen verursachen, daß der Patient nur durch gelindes Brennen beim Urinieren und durch einigen, sonst nicht beobachteten, schleimigeitrigen Ausfluß aus der Harnröhre auf sein Leiden aufmerksam gemacht wird. Dies ist natürlich in erster Linie zurückzuführen auf eine verhältnismäßig geringe Virulenz der eingewanderten Gonokokken, doch spielt hier sicher auch eine besonders geringe Empfänglichkeit des betreffenden Individuums dem gonorrhoischen Gifte gegenüber mit. Diese milderen Formen sind nun aber keineswegs auch die harmloseren. Denn einmal veranlassen gerade diese die Patienten ihr Leiden zu vernachlässigen und verhältnismäßig spät ärztliche Hilfe aufzusuchen, ja dies vielfach überhaupt nicht zu tun. Sodann aber beobachtet man bei derartigen Fällen am häufigsten einen Übergang in eine chronische Gonorrhöe. Manche Autoren (Caro) nehmen sogar an, daß gerade diese Formen es sind, die nicht selten schwere metastatische Erkrankungen, wie gonorrhoische Endokarditis und Polyarthritis im Gefolge haben.

Entsprechend den verschiedenen Stadien, die eine akute gonorrhoische Infektion der Harnröhre durchläuft, ist nun auch das Verhalten des Gonokokkus auf der Harnröhrenschleimhaut verschieden. Wie wir bereits gehört haben, kann sich der Gonokokkus, einmal auf die Harnröhrenschleimhaut gelangt, dort ungemein rasch vermehren. Die Gonokokken sind vorzüglich Schleimhautparasiten und zwar wachsen sie am reichlichsten auf der Urethralschleimhaut. Hier bilden sie zunächst in der Fossa navicularis einen dichten rasenartigen Belag. Sie dringen weniger in die Tiefe, da ihnen das hier vorhandene Plattenepithel noch einigen Widerstand entgegensetzt. In dieser Zeit, dem Stadium der Inkubation, findet keine oder nur eine geringe lokale Reizung statt. Ausfluß besteht, wie wir bereits wissen, noch keiner, höchstens beobachtet man ein leichtes Verklebtsein der Harnröhrenlippen, bzw. eine ganz geringe schleimige Sekretion, in der sich aber schon zahlreiche, meistens extrazellulär gelegene Gonokokken finden.

Sehr bald dringen aber die Gonokokken bis zum Zylinderepithel der Harnröhre vor, von wo sie nach kurzer Zeit durch die Interzellularräume in die tieferen Schichten des Epithels, ja sogar bis in das subepitheliale Bindegewebe gelangen können. Als entzündliche Reaktion werden massenhaft Leukozyten angeschwemmt, die dem Ausfluß jetzt seine rein eitrige Beschaffenheit geben. Die Gonokokken finden sich hier vorzugsweise innerhalb der Leukozyten. Im Stadium der Rückbildung der entzündlichen Erscheinungen verwandelt sich das durch die Entzündung veränderte und teilweise zugrunde gegangene Zylinderepithel in ein geschichtetes Plattenepithel, auf dem aber meist noch längere Zeit Gonokokken verweilen. In dem schleimig-eitrigen, mehr oder weniger Plattenepithelien enthaltenden Ausfluß sieht man dann die Gonokokken meistens den Epithelien aufgelagert. Bei eingetretener Heilung sind natürlich auch die Gonokokken aus dem eventuell noch restierenden „Nachkatarrh" geschwunden.

IV. Kapitel.

Diagnose der akuten Urethritis gonorrhoica anterior.

Die Diagnose einer bestehenden Gonorrhöe kann nur mit Hilfe des Mikroskopes gestellt werden. Es gibt leider immer noch Ärzte, die glauben, eine frische gonorrhoische Erkrankung der Harnröhre durch eine oberflächliche Inspektion der Harnröhre und aus der Beschaffenheit des vorhandenen Ausflusses erkennen zu können. Nun gibt es aber eine ganze Reihe von ätiologischen Momenten, die eine der Gonorrhöe ganz ähnliche Eiterung in der Harnröhre hervorrufen können. So kann die Harnröhrenschleimhaut mechanisch durch Einführung von Bougies oder Kathetern gereizt werden. Das gleiche kann der Fall sein, wenn chemische Insulte die Harnröhrenschleimhaut treffen, wie z. B. prophylaktische Ausspülungen oder Einträufelungen von starken Silbersalzen wie Höllenstein, Protargol oder Sublimat. Auf alle diese Reizungen antwortet die Schleimhaut mit einer mehr oder weniger profusen Eiterung, die einer Gonorrhöe oft täuschend ähnlich sehen kann. Ferner können verhältnismäßig harmlose Bakterien, wie sie ja in der Genitoanalgegend recht zahlreich vorkommen, in die Harnröhre einwandern und hier einen akuten bakteriellen Katarrh hervorrufen, der ebenfalls nur mit Hilfe des Mikroskopes richtig erkannt und nur dann zweckentsprechend behandelt werden kann. Wir werden uns im nächsten Kapitel noch eingehender mit diesen sog. nichtspezifischen und meist nicht infektiösen Urethritiden zu beschäftigen haben. Hier soll die Erwähnung derselben und ihrer großen Ähnlichkeit mit der stets hoch infektiösen echten Goeorrhöe nur dazu dienen, erkennen zu lassen, daß es zum mindesten ein arger Kunstfehler ist, sich zur Feststellung derselben nicht des Mikroskopes zu bedienen.

Nun ist aber dazu noch die mikroskopische Diagnose einer frischen Gonorrhöe so außerordentlich einfach! Man braucht ja nur ein Wenig des spontan oder auf Druck aus der Harnröhre hervorquellenden Eiters auf einem reinen Objektträger auszustreichen, den Ausstrich, wie wir das schon besprochen haben, nach der Lufttrocknung kurz über der Flamme zu fixieren und ihn $\frac{1}{2}$—1 Minute mit einer verdünnten wässerigen Methylenblaulösung zu färben. Von großem diagnostischem Werte ist, wie wir bereits gesehen haben, der Umstand, daß sich die Gonokokken mit Methylenblau außerordentlich intensiv färben, so daß sie im Präparat tiefblau bis schwarzblau gegen das hellere Protoplasma und die etwas dunkler gefärbten Zellkerne abheben. Diese Kontrastierung der satten Färbung der Gonokokken tritt bei stark verdünnten Lösungen besonders gut zutage, so daß Brömme geraten hat, zur Gonokokkenfärbung nur eine Methylenblaulösung in der Verdünnung 1 : 10000 anzuwenden.

Diagnostisch außerordentlich wichtig ist ferner der Umstand, daß die Gonokokken in die Eiterkörperchen eindringen, also häufig innerhalb derselben gelagert sich vorfinden. Sind diese zugrunde gegangen, so erkennt man vielfach noch an der Gruppierung, der Gonokokken als Häufchen, daß sie in einer solchen Zelle gelegen haben.

Trifft man derartig gelagerte kaffeebohnenartige oder semmelförmige, intensiv blaugefärbte Diplokokken in einem aus eitrigem Harnröhrenausfluß angefertigten und mit Methylenblau nach obiger Vorschrift gefärbten Präparate an, so kann man ohne weiteres mit Sicherheit die Diagnose auf eine vorliegende Gonorrhöe stellen. Etwas schwieriger gestaltet sich diese Diagnose, wenn der Nachweis der Gonokokken zu einer Zeit gestellt werden muß, wo noch nicht oder wo nicht mehr ein ausgesprochen eitriger Ausfluß besteht. Dies ist der Fall einmal, wenn uns ein Kranker kurze Zeit nach dem infektiösen Beischlaf aufsucht, also noch im Inkubationsstadium. Hier und im Stadium mucosum ist bekanntlich der Ausfluß mehr serös-schleimig und noch nicht rein eitrig. Im Ausstrichpräparat finden wir daher auch weniger Leukozyten sondern mehr abgestoßene Plattenepithelien und Schleim. Die Zahl der Gonokokken ist hier im Präparat manchmal nur gering und zeigt noch nicht die typische Häufchenform, bzw. die charakteristische intrazelluläre Lagerung. Wir finden sie hier meistens extrazellulär oder auf den Epithelien liegend. Außerdem erschweren hier die

Diagnose, besonders wenn das Präparat nicht vorsichtig aus der Harnröhre, sondern durch Abklatsch von der ungereinigten Eichel abgenommen wird, die häufige Beimengung banaler, im normalen Vorhautsack, bzw. auf der Eichel vorkommenden Bakterien. Ist der Ausfluß rein oder vorwiegend eitrig geworden, dann findet man in der überwiegenden Mehrzahl der Fälle nur Gonokokken, ein Umstand, der ebenfalls eine gewisse diagnostische Bedeutung hat.

Ähnliche Schwierigkeiten macht der Gonokokkennachweis dann meistens im Stadium der Heilung einer Gonorrhöe, wo sich ebenfalls im Ausstrichpräparat wenig Leukozyten und mehr Plattenepithelien und Schleim finden. Hier handelt es sich gleichfalls darum, ev. nur spärlich vorhandene Gonokokken aufzusuchen oder diese von anderen, banalen Bakterien bzw. Diplokokken zu trennen. Nun besitzen wir ja, wie wir bereits kennen gelernt haben, im Gramschen Färbeverfahren ein weiteres Mittel, die Diagnose einer Gonorrhöe zu sichern. Wir wissen, daß sich die Gonokokken „nach Gram entfärben“ bzw. bei der Nachfärbung die Kontrastfarbe annehmen. Wir werden also in allen Fällen, wo wir über die Frage, ob es sich um Gonokokken handelt oder nicht im unklaren sind, die Gramsche Färbung anwenden.

Oft ist die Sekretion so wenig ausgesprochen, daß nur einige wenige sog. „Tripperfäden“, die aus zusammengeballtem Eiter, Epithelien und Schleimmassen bestehen, sich im Urin vorfinden. Dann muß man eben diese mikroskopisch untersuchen. Zu diesem Zwecke fischt man sie mit einer Platinöse oder mittelst einer Pipette aus dem Urin heraus und verreibt sie möglichst gut auf einem Objektträger. Oder aber man zentrifugiert den Urin bzw. läßt ihn sich absetzen und streicht das Sediment in gleicher Weise aus. Dann trocknet man diese Ausstriche sehr vorsichtig über der Flamme, spült aber, ehe man färbt, zur Entfernung der Harnsalze mit Wasser ab. Hat der Patient kurz vorher Urin gelassen, so daß kein Eiter und keine Fäden zur Untersuchung zur Verfügung stehen, so gibt man ihm einige Objektträger mit und fordert ihn auf, selber das Sekret mittelst eines ausgeglühten Stecknadelkopfes am Morgen vor dem ersten Urinieren auf diese auszustreichen und diese Präparate mitzubringen.

Nun darf sich aber der gewissenhafte Arzt nicht damit begnügen, das Vorhandensein einer Gonorrhöe festgestellt zu haben.

Er muß unter allen Umständen auch eruieren, in welchem Stadium sich diese Erkrankung befindet, wenn ihn ein davon betroffener Patient aufsucht.

Aus der Anamnese und dem klinischen Bilde werden wir wohl einigermaßen erkennen können, wie lange die Gonorrhöe besteht bzw. in welchem Stadium derselben der Kranke sich befindet. Auch das mikroskopische Präparat, das ja entsprechend dem jeweiligen Stadium der Erkrankung entweder rein eitrig ist oder mehr oder weniger Plattenepithelien und Schleimbeimengungen enthält, gibt uns nach dieser Hinsicht gewisse Anhaltpunkte. Von besonderer Wichtigkeit ist hier aber die Beschaffenheit des Urins, von der wir uns stets überzeugen müssen, um eine exakte Diagnose zu stellen, und zwar aus folgendem Grunde: Wenn es im Stadium der floriden Gonorrhöe in der Harnröhrenschleimhaut zu starkem eitrigen Zerfall kommt, so wird dieselbe von Eiter bedeckt sein. Dieser Eiter fließt, wenn genügend vorhanden ist, teilweise nach außen ab. Läßt nun der Patient Urin, so wird der noch auf der Harnröhrenschleimhaut aufgelagerte Eiter von dem Urinstrahl mit abgeschwemmt. Der Urin erscheint dann trübe, da ihm dieser Eiter beigemengt ist. Entleert nun der Patient bei einer frischen, nur auf die vordere Harnröhre beschränkten Gonorrhöe eine größere Menge Urin, so wird nur etwa die erste Hälfte desselben durch diese Eiterbeimengungen getrübt sein. Die zweite Hälfte bzw. der Rest des Blaseninhaltes muß vollkommen klar sein, da er ja über die durch die erste Hälfte des ausfließenden Urins vom anhaftenden Eiter gereinigte Harnröhrenschleimhaut geflossen ist. Lassen wir also bei einer akuten Gonorrhöe der vorderen Harnröhre den Patienten die Miktion in der Weise unterbrechen, daß wir ihn auffordern, die erste Hälfte in ein reines Glas und die zweite gleich darauf in ein anderes reines Glas zu entleeren, so werden wir sehen, daß die zuerst gelassene Urinportion trübe ist, während die zweite Portion vollkommen klar erscheint. Diese Methode der Urinuntersuchung, die sog. Thomsonsche Zweigläserprobe, ist außerordentlich wichtig. Sie muß regelmäßig vorgenommen werden, um festzustellen, ob der gonorrhoische Prozeß nur auf den vorderen Teil der Harnröhre lokalisiert ist, oder ob er schon den hinteren Teil derselben bzw. die Blasenschleimhaut ergriffen hat. Ist ersteres der Fall, so wird die zweite Portion vollkommen klar sein, während sie im Falle einer Mitbeteiligung der hinteren Harnröhre aus Gründen, die wir später noch kennen lernen werden, ebenfalls getrübt sein wird.

Ganz zu Beginn einer Gonorrhöe wird der zuerst gelassene Urin natürlich auch klar sein oder nur spärliche „Fäden“ enthalten. Diese bestehen dann aus Schleimfäden und abgestoßenen Epithelien, denen nur wenige Leukozyten und oft auch nur wenig Gonokokken beigemengt sind. Wird die Sekretion stärker, so wird auch der erste Urin stärker getrübt werden. Läßt man einen derartigen Harn längere Zeit stehen, so setzen sich im Glase deutlich drei Schichten ab. Die unterste Schicht, den Bodensatz, bildet eine gelblichweiße Eiterschicht, darüber schichtet sich der Schleim, während die zu oberst sich befindende dritte Schicht der klare Urin bildet. Je spärlicher dann gegen das Ende einer Gonorrhöe zu die Eiterabsonderung wird, desto mehr klärt sich auch die erste Portion des Urins, bis bei eingetretener Heilung kein Unterschied mehr zwischen beiden Portionen besteht.

Da naturgemäß diese Erscheinungen am klarsten zutage treten, wenn der Patient längere Zeit nicht mehr uriniert, wenn sich also genügend Eiter in der Harnröhre angesammelt hat, so werden wir die Zweigläserprobe nur dann vornehmen, wenn der Kranke mindestens 2—3 Stunden den Harn angehalten hat. Die sichersten Resultate gibt uns, worauf wir noch ausführlich zu sprechen kommen werden, nach dieser Hinsicht der Morgenurin, den wir uns bei irgendwelchen zweifelhaften Fällen auch immer zu verschaffen versuchen werden.

V. Kapitel.

Differentialdiagnose und Prognose der akuten Urethritis gonorrhoica anterior.

Differentialdiagnostisch kommen hier im allgemeinen wohl alle diejenigen Fälle in Betracht, in denen Ausfluß aus der männlichen Harnröhre vorliegt, der aber nicht auf einer gonorrhoischen Infektion der Schleimhaut beruht. Normalerweise sondert eine gesunde Harnröhrenschleimhaut nur sehr wenig klebriges und fadenziehendes Sekret ab, das eigentlich nur im Stadium sexueller Erregung deutlich wahrgenommen wird. Dieses Sekret, das wahrscheinlich den Littréschen und Cowperschen Drüsen entstammt, kann unter Umständen Individuen, bei denen es besonders reichlich abgesondert wird, beängstigen und sie, besonders wenn kurz vorher ein suspekter Koitus vorgenommen worden ist, dem Arzte zuführen. Aus der oben beschriebenen Konsistenz und vor allem aus dem klaren Aussehen dieses Sekretes wird der Arzt schon vermuten können, daß es sich hier um einen harmlosen Zustand handelt. Sicherheit aber gibt ihm nur die mikroskopische Untersuchung dieses Sekretes. Wenn es sich um ein solches normales Urethralsekret handelt, dann findet man mikroskopisch nur schleimartige Fäden und vereinzelte Epithelien der Harnröhre und keine oder nur ganz wenig Leukozyten. Ist ein verdächtiger Beischlaf vorhergegangen, so untersuche man dieses Sekret genauestens auf eventuelle Anwesenheit von Gonokokken und nehme eine derartige Untersuchung am nächsten und übernächsten Tage noch einmal vor. Finden sich keine Gonokokken und trübt sich das Sekret im Laufe der Zeit nicht bzw. enthält es auch nicht mehr Leukozyten, so kann man den Patienten vollkommen beruhigen.

Anders liegen jedoch die Verhältnisse, wenn wir statt des klaren und durchsichtigen Sekretes ein getrübtes vorfinden. Die mikroskopische Untersuchung eines derartigen milchigweiß, weißgelblich oder auch grüngelb aussehenden Sekretes ergibt dann immer das Vorhandensein mehr oder weniger zahlreicher Leukozyten. Ein derartiger Befund aber deutet mit Sicherheit auf eine Entzündung hin, die sich auf der Harnröhrenschleimhaut abspielt. Finden sich Gonokokken in einem solchen Sekrete, dann handelt es sich um einen gonorrhoischen Ausfluß. Findet man bei der ersten Untersuchung eines ausgesprochen eitrigen Sekretes keine Gonokokken, so ist damit noch nicht gesagt, daß keine gonorrhoische Entzündung vorliegt. Erst wenn wir wiederholt bzw. in mehreren Präparaten keine Gonokokken nachzuweisen vermocht haben, können wir mit einiger Sicherheit (s. chronische Gonorrhöe) behaupten, daß eine gonorrhoische Infektion nicht stattgefunden hat, sondern daß es sich hier um eine Urethritis non gonorrhoica s. simplex handelt. Das klinische Bild kann differentialdiagnostisch nur wenig in Betracht kommen, da ja, wie wir bereits gesehen haben, die verschiedenartigsten Momente ein Krankheitsbild hervorrufen können, das dem einer beginnenden Gonorrhöe außerordentlich gleichen kann.

Die Anamnese kann hier bei der Differentialdiagnose etwas mehr Berücksichtigung finden, vor allem nach der Hinsicht, ob irgendwelche chemische oder mechanische Reize die Harnröhre vor dem Auftreten des Ausflusses getroffen haben. Wie wir wissen können Ausspülungen oder Einträufelungen mit konzentrierteren chemischen Mitteln, wie sie häufig aus prophylaktischen Gründen vorgenommen werden, einen akuten Harnröhrenkatarrh erzeugen. Auch die Einführung von Instrumenten, wie Kathetern, Sonden, in die Harnröhre können auch auf einer normalen Harnröhrenschleimhaut mehr oder weniger intensive entzündliche Prozesse auslösen. Unter Umständen können auch sexuelle Ausschweifungen, vor allem die Masturbation, katarrhalische Reizungen der Harnröhrenschleimhaut hervorrufen, besonders wenn diese sich durch vorhergehende Gonorrhöen an und für sich noch in einem Zustand leichter Entzündung befindet. Für diese chemisch oder mechanisch erzeugten Urethritiden kann auch der weitere Verlauf in gewissem Sinne diagnostisch verwertet werden, da diese Entzündungen meist an und für sich leichter Natur sind und auch ohne Behandlung rasch abklingen und nach kurzer Zeit völlig geheilt sind.

Außer durch Gonokokken kann nun aber, wie wir gesehen haben, auch durch andere Bakterien eine Urethritis entstehen, die unter Umständen in ihrem klinischen Bild und in ihrem Verlauf weniger intensiv auftretenden gonorrhoischen Erkrankungen der Harnröhre außerordentlich ähnlich sein kann. Derartige nicht spezifische bakterielle Urethritiden kommen meist zustande durch Bazillen und Kokken, die sich in der normalen weiblichen Scheide finden und gelegentlich eines Beischlafes in die männlichen Harnröhre gelangen, sich hier aus irgendeinem Grunde (frühere oder kurz vorhergegangene aber geheilte Gonorrhöe z. B.) weiter entwickeln und Entzündung und Eiterung verursachen. Bei den meisten dieser nichtspezifischen Harnröhrenausflüsse wird die mikroskopische Untersuchung des Sekrets sofort die nötige Aufklärung geben. Bei gewissen Formen von Urethritiden aber, den sog. Pseudogonorrhöen, die durch Diplokokken, die den Gonokokken oft sehr ähnlich sehen und nur durch ihre Größe und atypische Lagerung vielleicht den Verdacht erwecken können, daß hier keine Gonorrhöe vorliegt, kann allein die Gramsche Färbung die Diagnose sichern. Aus eingehenden Untersuchungen von Steinschneider und Galewsky wissen wir nämlich, daß ca. 95% der aus der männlichen Harnröhre zu züchtenden Diplokokken, die nicht Gonokokken sind, grampositiv sind. Daraus ergibt sich, daß Diplokokken, die sich in Sekreten aus der männlichen Harnröhre finden und gramnegativ sind, mit größter Wahrscheinlichkeit als echte Gonokokken aufzufassen sind.

Außer diesen Entzündungen der Harnröhre, kann es sich bei Eiterausflüssen aus der Urethra noch um in der Harnröhre lokalisierte Herpeseruptionen handeln. Die geringere Sekretion, das Fehlen von Gonokokken und anderer Bakterien, sowie das Ausschalten chemischer oder mechanischer Reizung der Harnröhrenschleimhaut, vor allem aber der endoskopische Befund wird hier die Diagnose sichern. Auch Schankergeschwüre, die am oder im Orificium externum sitzen, können ein einer akuten Gonorrhöe ähnliches Bild ergeben. Besonders der hier lokalisierte weiche Schanker kann auf den ersten Anblick eine gonorrhoische Entzündung der Urethrallippen und der Eicheloberfläche vortäuschen. Wischt man aber den Eiter ab und bringt den Meatus zum Klaffen, so sieht man, daß hier nicht, wie bei der Gonorrhöe, eine glatte Schleimhaut vorliegt, sondern daß der Eiter von einer geschwürig zerfressenden Stelle herrührt. Der harte Schanker, der manchmal auch am Orificium urethrae auftritt und zu ähnlichen Zuständen führen kann, wird meist sofort durch seine charakteristische Härte diagnostiziert werden können.

Bei bestehender entzündlicher Phimose können eine Balanitis oder Geschwüre und syphilitische Papeln der Glans ebenfalls den Anschein einer Gonorrhöe erwecken. Die mikroskopische Untersuchung wird aber sofort feststellen können, ob in einem derartigen Eiter Gonokokken sich befinden, ob also eine gleichzeitige gonorrhoische Infektion vorliegt oder nicht.

Was die Prognose einer akuten gonorrhoischen Urethritis anterior betrifft, so ist diese quoad sanationem fast immer als gut zu bezeichnen. Voraussetzung ist natürlich, daß diese von Anfang an gut und sachgemäß behandelt wird. Es gibt wenig Fälle, die nicht unter einer derartigen Behandlung vollkommen ausheilen, wenn wir den Begriff einer vollständigen Heilung der Gonorrhöe, wie es auch naturgemäß ist, dahin fassen, daß die Gonokokken in der Harnröhre dauernd vernichtet sind. Der häufig nach einer gonorrhoischen Infektion der Harnröhre zurückbleibende Nachkatarrh, der sich durch einen spärlichen, keine Gonokokken mehr enthaltenden Ausfluß und mehr oder weniger Fäden im Urin dokumentiert, kann nicht so leicht zum Schwinden gebracht werden. Hat man bei wiederholten Untersuchungen, die hier, wie wir noch sehen werden, von ganz bestimmten Gesichtspunkten aus zu geschehen haben, in der Harnröhren, bzw. in derartigen Resten keine Gonokokken mehr gefunden, so kann man den Patient unbedenklich als von seiner Gonorrhöe geheilt betrachten. Die Behandlung dieser Nachkrankheiten liegt auf einem anderen Gebiet.

Die häufigste Frage, die von einem an einer akuten Gonorrhöe erkrankten Menschen an den Arzt gestellt wird, ist die, wann diese ungefähr geheilt sein könne. Nun, die Heilung einer akuten Gonorrhöe hängt von verschiedenen Faktoren ab, die sich nicht gleich eruieren lassen. Vor allem von dem Virulenzgrad der Gonokokken, durch den wohl in erster Linie eventuell die Heilung verzögernde Komplikationen eintreten können. So dann von den entsprechenden therapeutischen Maßnahmen und dem jeweiligen Verhalten des Patienten den bei der Art seiner Erkrankung notwendigen hygienischen und diätetischen Vorschriften gegenüber. Treten keine Komplikationen ein und sind Therapie und Verhalten des Patienten gut und zweckentsprechend, so kann man, mit einiger Vorsicht natürlich, die Heilungsdauer einer akuten gonorrhoischen Erkrankung der vorderen Harnröhre auf 4—5 Wochen angeben.

VI. Kapitel.

Therapie der akuten, nicht komplizierten Urethritis gonorrhoica anterior.

Allgemeine hygienisch-diätetische Maßnahmen.

Bei der Behandlung der akuten Gonorrhöe spielen ausgiebige hygienisch-diätetische Maßnahmen eine große Rolle. Vor allen Dingen müssen wir derartigen Patienten möglichste körperliche Ruhe anraten. Wenn auch eine dauernde Bettruhe bei einer nichtkomplizierten akuten Gonorrhöe der vorderen Harnröhre in der Regel nicht notwendig und meist wohl auch nicht durchführbar ist, so ist es doch gut, wenn der Kranke wenigstens einige Zeit des Tages liegend zubringt. Streng verboten müssen aber alle körperlichen Anstrengungen werden, wie langanhaltendes Gehen, Laufen, Schwimmen, Reiten, Radfahren, Tanzen und Springen. Auch länger dauernde Eisenbahn- oder Automobilfahrten hat der Tripperkranke zu vermeiden, weil hierbei der Körper zu sehr erschüttert wird.

Während der Kranke seiner täglichen Berufsarbeit nachgeht, muß er ein gut sitzendes Suspensorium tragen, das vor allen Dingen Hoden und Nebenhoden ohne Druck hebt und dadurch ruhig stellt. Am empfehlenswertesten ist nach dieser Hinsicht das Neisser-Langlebertsche und das etwas bequemere, aber leider dafür auch nicht so festsitzende Teufelsche Suspensorium. Sogenannte Sportsuspensorien oder die bekannten gehäkelten oder gestrickten Beutel sind absolut unzweckmäßig. Jedes Suspensorium wird am besten anprobiert. Da der Trippereiter das Virus enthält, also infektiös ist, muß der Patient peinlich sauber sein und sich hüten, sowohl die Schleimhäute anderer Personen wie seine eigenen, noch nicht infizierten, direkt oder indirekt mit diesem Eiter in Berührung zu bringen. Die größte Gefahr für den Patienten selbst bildet die Infektion der Augen. Er muß sich daher jedesmal, wenn er sein Glied berührt hat, die Hände mit Wasser und Seife gründlich waschen und sich möglichst hüten, die Augenlider zu berühren. Er benütze möglichst ein eigenes Handtuch und vermeide das Sitzbrett des Klosetts mit seinem Gliede in Berührung zu bringen. Am besten wird das erkrankte Glied während der Dauer der Erkrankung in Watte oder in Mull eingehüllt, wodurch ja auch die Bett- und die Leibwäsche am sichersten vor Beschmutzung bzw. vor den verräterischen grüngelben Flecken bewahrt bleibt.

Sexuelle Erregungen sind unbedingt zu vermeiden, da sie am häufigsten zu Verschlimmerungen und Komplikationen Anlaß geben. Obgleich der durch die Entzündung in der Harnröhre bedingte Blutzufluß nach den Genitalien schon an und für sich besonders zur Nachtzeit sexuelle Reizungen und schmerzhafte, langdauernde Erektionen leicht auslöst, so ist es doch ratsam, die Abendmahlzeiten möglichst spärlich zu bemessen und sie nicht zu spät einnehmen zu lassen. Aus eben diesem Grunde soll der Kranke auf harter Unterlage und ohne zu warme Bedeckung schlafen. Zur Bekämpfung bzw. Linderung der schmerzhaften nächtlichen Erektionen oder Pollutionen verordnet man 1,0—2,0 der bekannten Brompräparate (Kal. bromatum) oder 1 Weinglas Sandows brausendes Bromsalz oder Kompositionen des Broms mit anderen, anaphrodisiatisch wirkenden Präparaten. Sehr zu empfehlen sind folgende Rezepte:

1. Natri bromati 10,0—15,0
   Camphor. ras.
   Lupulini āā 0,5—1,5
   M. f. pulv. Div. in dos. X
   DS. Früh und abends 1 Pulver. (Nagelschmidt.)
2. Camph. monobromatae 0,1
   Sacch. alb. 0,5
   M. f. pulv.
   Da ad chartam ceratam.
   S. 3 mal tägl. 1 Pulver zu nehmen.
3. Kal. bromat. 8,0
   Natrii brom.
   Ammon. brom. āā 4,0
   Aq. dest. ad 200,0
   M. DS. Mixtura nervina. Abends 2 Eßlöffel voll zu nehmen.

Bei heftigem Priapismus gibt man Camphora bromata 0,5 g als Suppositorien oder Opium, Morphium oder Belladonnastuhlzäpfchen. Von guter Wirkung sind auch kalte Umschläge um das Glied. Kühle Sitzbäder vor dem Schlafengehen sind zu empfehlen. Der Koitus ist selbstverständlich aus eben diesen Gründen und aber auch aus moralischen und rechtlichen Gründen verboten; ebenso natürlich masturbatorische Manipulationen an den Geschlechtsteilen.

Um die Blutzufuhr in die entzündlich erkrankten Teile nicht zu steigern, ist auch Alkohol in jeglicher Form zu verbieten. Nur Gewohnheitstrinkern oder Kranken, deren plötzliche Abstinenz unangenehm bei ihrer Umgebung auffallen würde, kann man 1—2 Glas Rotwein, am besten mit Wasser reichlich verdünnt, gestatten. Man sei aber mit einer derartigen Erlaubnis lieber nicht zu freigebig, sondern erteile sie nur in Ausnahmefällen. Auch stark kohlensäurehaltige Getränke sind erfahrungsgemäß zu verbieten. Als Getränke sind erlaubt Tee, leichter Kaffee, am besten sog. Milchkaffee, leichte kohlensaure Wässer, wie Sulzmatter, Biliner oder Gießhübler Wasser und Brunnenwasser mit Himbeer-

oder anderen Fruchtsäften. Das beste Getränk für Gonorrhoische ist Milch, die literweise täglich genossen werden kann.

Die Diät sei bland und möglichst leicht verdaulich. Verboten sind alle scharf gewürzten Speisen, sowie saure Salate und aphrodisiastisch wirkende Nahrungsmittel, wie Austern, Hummern, Kaviar, Eier, Sellerie u. dgl. Obst wird am besten nur im gekochten Zustande genossen.

Um die Defäkation möglichst mühelos zu gestalten und um nicht durch den Druck zu fester Kotballen die schon an und für sich vorhandene Hyperämie in der Genitoanalgegend noch zu verstärken, regle man die Darmtätigkeit bei Gonorrhoikern dahin, daß mehr weiche Stühle eintreten. Man erreicht dies entweder durch morgendliche Gaben von Karlsbader Salz oder dadurch, daß man gekochtes Obst, besonders Backpflaumen morgens nüchtern genießen läßt. Besonders bewährt hat sich uns nach dieser Richtung hin das Chocolin (Michaelis), ein von der Firma Stollwerk hergestelltes Präparat, das eine Kombination eines leichten Abführmittels (Phenolphthalein) mit Schokolade bildet. Dieses Getränk wird am zweckmäßigsten in der Weise verordnet, daß die Patienten jeden Morgen oder am Abend vorher 3—4 Teelöffel in eine Tasse reiner Milch verrührt trinken. Im Laufe des Vormittags tritt dann meist mühelos eine reichliche, weiche, mitunter breiige Stuhlentleerung auf. Eine Gewöhnung an dieses Präparat findet anscheinend nicht statt. Der tägliche Gebrauch von Chocolin hat aber meiner Erfahrung nach noch den Vorteil, daß hierbei der Ernährungszustand des Patienten, der doch durch die Erkrankung und durch die blande Diät an und für sich schon etwas leiden muß, nicht noch mehr reduziert, sondern sogar in den meisten Fällen gehoben wird.

Medikamentöse innere Behandlung.

Die eigentliche medikamentöse Behandlung einer akuten gonorrhoischen Urethritis läßt sich einteilen in eine innerliche und in eine äußerliche bzw. lokale Therapie. Die internen Mittel sollen die Wirkung der örtlichen Mittel nur unterstützen; sie können niemals allein eine Gonorrhöe zur Ausheilung bringen, weshalb wir sie auch bei der Therapie der akuten gonorrhoischen Urethritis anterior niemals allein verordnen.

Die internen Mittel, die uns für die Behandlung der Gonorrhöe zur Verfügung stehen, gehören teils in die Gruppe der Balsamika und ätherischen Öle, teils sind es Alkaloide, teils endlich mineralische Mittel.

Den ersten Rang unter diesen Mitteln nehmen die Balsamika und ätherischen Öle ein. Sie gelangen als Harzsäuren im Harn zur Ausscheidung und wirken vor allen Dingen auf die Harnröhrenschleimhaut adstringierend, während die rein antiseptische Wirkung nur in ganz minimaler Weise zustande kommt (Caro). Nach Wolff wird jedoch letztere bedeutend verstärkt, wenn man möglichst wenig trinken läßt, damit der Urin recht konzentriert ist. Die Balsamika gestalten aber vor allem die Miktion schmerzloser, worin wohl der Hauptwert dieser Medikamente liegt.

Die wichtigsten Vertreter dieser Klasse sind der Kopaivbalsam, die Kubeben und das Sandelholzöl. Dieses, ein durch Destillation aus Syrium myrtifolium gewonnenes Öl, wurde zum ersten Male von Henderson und Panas im Jahre 1865 als wirksames Blennorrhoicum empfohlen und erfreut sich heute noch allgemeiner Anerkennung und Verwendung um so mehr, als es dem Kopaivbalsam an Wirkung gleicht, aber dessen unangenehme Nebenwirkung auf den Verdauungstraktus nicht besitzt.

Gereicht wird es zu 0,2—0,5 in Gelatinekapseln 3 mal täglich à 2 Stück, oder

Rp. Ol. Santali ostind. 15,0
Ol. Menth. pip. gtt. VIII.
M. DS. 3—4 mal 14—20 Tropfen nach dem Essen zu nehmen.

Das Gonorrol, ein ätherisches Extrakt des Sandelöls, und insbesondere das Gonosan, ein aus Piper methysticum (Kawa-Kawa) gewonnenes und in reinem Sandelöl gelöstes Harz, werden bedeutend besser vertragen. Von letzterem läßt man 3 mal täglich 2×0,5 g in Gelatinekapseln einnehmen.

Am besten hat sich uns das allerdings etwas teuere Santyl (Knoll), der Salizylsäureester des Sandelöls, bewährt, das entweder in Gelatinekapseln à 0,4 g (Originalpackung) — 3 mal täglich 2 Kapseln nach dem Essen — oder in Tropfen — 3 mal täglich 25 Tropfen in heißer Milch — verordnet wird. Dieses Präparat hat außerdem noch den Vorzug, fast völlig geruch- und geschmacklos und etwa so reizlos wie reines Olivenöl zu sein.

Bei allen Sandelölpräparaten treten ziemlich häufige Schmerzen in der Nierengegend auf, die vielleicht auf eine Kongestion der Nieren zurückzuführen sind. Aus diesem Grunde muß auch der Urin öfter auf Eiweiß nachgesehen werden. Trübungen, die beim Kochen und auf Zusatz von Salpetersäure sich bilden, aber in Alkohol sich lösen, dürfen jedoch nicht mit Album verwechselt werden.

In seltenen Fällen sind nach dem Gebrauche dieser Präparate auch Arzneiexantheme (erythematöse Flecke) beobachtet worden, die nach dem Aussetzen derselben rasch wieder schwinden.

Von den chemischen Präparaten wird mit gutem Erfolg das Salol verabreicht, und zwar in folgender Ordination:

Rp. Salol 0,5—1,0
D. tal. dos. No. X.
S. 3mal täglich 1 Pulver in Oblaten oder als komprimierte Tabletten (Kassenpraxis) zu geben.

Die Anwendung des Salols verlangt aber eine sorgfältige Beobachtung des Urins, da man es beim Entstehen von Karbolharn (Dunkelfärbung des Urins!) aussetzen muß.

Ferner verwendet man noch Salizylpräparate etwa in folgender Form:

Rp. Natr. salicyl. 1,0
D. tal. dos. No. XII.
S. 3mal täglich 1 Pulver.

Das Hauptanwendungsgebiet dieser Mittel, besonders aber der Salizylpräparate ist die akute Urethritis posterior, wo wir sie, wie wir noch sehen werden, besonders ganz im Beginn derselben und dann gern anwenden, wenn stärker entzündliche Erscheinungen oder akute Komplikationen eine lokale Behandlung verbieten.

Eine hervorragende Rolle bei der internen Behandlung der akuten Gonorrhöe spielen noch der Bärentraubenblättertee. Dieser Tee wird bereitet aus den Blättern der Bärentraube (folia uvae ursi), einem Heidegewächs, die im wesentlichen Gerbstoff, Gallensäure und einen bitteren Extraktivstoff enthalten und neben einer geringen adstringierenden vor allem eine starke diuretische Wirkung besitzen. Man läßt den Patienten am Morgen 1 bis 2 Eßlöffel dieser Blätter mit ungefähr 1 Tasse Wasser 5 Minuten lang kochen, diesen Dekokt mit 1 Liter Wasser verdünnen und diese Menge im Laufe des Tages trinken.

Recht empfehlenswert ist auch folgende Verschreibung, die meist lieber von den Patienten genommen wird als der bittere, mitunter zum Brechen reizende Tee:

Rp. Decoct. fol. uvae ursi. 20,0/180,0
Aq. amygd. amar. 3,0
Sirup. ad 200,0.
M. DS. 5 mal täglich 1 Eßlöffel.

Lokale Behandlung.

Was endlich die äußerliche, die lokale bzw. medikamentöse Therapie der Gonorrhöe betrifft, so verstehen wir darunter die direkte Behandlung der gonorrhoisch infizierten Harnröhrenschleimhaut durch gonokokkentötende Medikamente, die von außen her in die Urethra eingeführt werden.

Eine Unmenge von Präparaten sind nun zu diesem Zwecke in Gebrauch, die sich fast alle mehr oder weniger gut bewähren. Ohne große Mühe könnte man eine Sammlung von 30—40 derartigen Rezepten aufbringen. In den meisten Lehr- oder Taschenbüchern finden sich denn auch eine große Anzahl derselben zusammengestellt. Da ich aber der Ansicht bin, daß der Praktiker mit einer derartigen Sammlung meist nichts anzufangen weiß und daß gerade auf diesem Gebiete die große Fülle nur verwirren und unsicher machen muß, will ich hier nur diejenigen Präparate erwähnen und diejenigen Methoden der Behandlung anführen, die sich mir bisher am besten bei der Behandlung einer akuten Gonorrhöe bewährt haben. Ich will auch versuchen, diese Behandlung in ein gewisses Schema zu kleiden, um dem Praktiker einige feststehende Punkte zu geben, nach denen er sich bei seiner Therapie im allgemeinen richten kann. Selbstverständlich gilt aber auch für ihn der erste und vornehmste Grundsatz allen ärztlichen Handelns: streng zu individualisieren und niemals rein schematisch vorgehen!

Das Prinzip der von Neisser inaugurierten und von ihm und seinen Schülern auch wesentlich ausgebauten antibakteriellen Behandlung hat Jadassohn in folgenden Worten kurz und prägnant zum Ausdruck gebracht: „Vernichtung der Gonokokken an allen Punkten, an denen ihre Anwesenheit bewiesen oder sicher anzunehmen ist, mit möglichst geringer oder ohne alle Schädigungen der Schleimhaut.“

Wir werden also unter Befolgung dieser Vorschrift zur Vernichtung der Gonokokken Mittel wählen müssen, die einerseits die Gonokokken möglichst gründlich und vollständig abtöten, andererseits die Schleimhaut am wenigsten schädigen. Nun, mit fast allen unseren modernen antibakteriellen Mitteln erreichen wir das Ziel der Abtötung der oberflächlich auf der Schleimhaut wachsenden Gonokokken meist sehr schnell. Nach einigen Tagen einer derartigen Behandlung ist oft schon das Sekret frei von Gonokokken. Hört man aber nun mit der Behandlung auf, so erscheinen wieder Gonokokken im Ausfluß, ein Beweis dafür, daß eben nur die oberflächlich wachsenden Gonokokken abgetötet worden sind, nicht aber die tiefer in das Gewebe eingedrungenen. Da aber, wie wir wissen, die Gonokokken eine besondere Neigung haben, in die Tiefe zu dringen, muß unsere Behandlung so vonstatten gehen, daß wir bei einer ausgebildeten Gonorrhöe auch die tiefer eingedrungenen und die in den Falten und Buchten der Harnröhrenschleimhaut verborgenen Gonokokken vernichten. Dies wiederum können wir auf zweierlei Weise erreichen, einmal dadurch, daß wir ein Präparat zur Behandlung wählen, das neben einer guten bakteriziden Kraft eine möglichst große Tiefenwirkung besitzt. Dann, daß wir dasselbe möglichst lange Zeit und derart applizieren, daß es möglichst in alle Schlupfwinkel der Gonokokken gelangt, oder daß wir Mittel und Wege finden, diese selbst aus ihrem Versteck hervorzutreiben und der Wirkung unseres Medikamentes zugänglich zu machen.

Als das beste gonokokkentötende Mittel, das bei großer Tiefenwirkung möglichst wenig die Harnröhrenschleimhaut reizt und infolgedessen auch nur geringe subjektive Empfindungen auslöst, hat die moderne, rastlos tätige chemische Industrie uns das Albargin geschaffen.

Das Albargin ist eine Verbindung von Argentum nitricum, dem besten, aber auch am stärksten reizenden Antigonorrhoicum (15%), mit Gelatose. Es wird gewöhnlich in 4—1‰-Lösungen verordnet. Für Massenspülungen stellt man sich die Lösung am besten selbst her, indem man die nötige Menge des als komprimierte Tabletten von je 0,2 g in den Handel kommenden Albargins in einer trockenen Flasche aus gelbem Glase 24 Stunden lang mit ein wenig destilliertem Wasser sich auflösen läßt und dann, möglichst kurz vor dem Gebrauch, die nötige Menge destillierten

Wassers hinzufügt. Die fast völlig farblose oder leicht gelbliche Lösung besitzt dann ihre stärkste bakterizide Kraft. Man kann aber auch, besonders für die von dem Patienten selbst vorzunehmenden Injektionen, das Albargin als Rezept verschreiben, etwa in dieser Weise:

Rp. Sol. Albargin 0,2—0,5/300,0
(in vitro nigro).
DS. Äußerlich, zur Injektion.

Eine sehr gute Tiefenwirkung hat ferner auch das Argentamin, eine Äthylen-diamin-Silberphosphatverbindung, das in schwachen Lösungen (0,02—0,05/200,0) sehr wenig reizt und besonders in ganz frischen Fällen mit sehr starker Eiterabsonderung oder bei häufig rezidivierendem gonokokkenhaltigem Ausfluß anzuwenden ist.

Für die akute Anterior und Posterior kann man auch das Argonin, eine Verbindung von Argentum nitricum und Kasein, in 1—3%iger Lösung verwenden, da es ebenfalls sehr wenig reizt und doch eine gute Tiefenwirkung entfaltet.

Das Protargol möchte ich für eine längere bakterizide Behandlung nicht empfehlen, da es nur in höherer Konzentration (1—2%) wirklich gonokokkentötend wirkt, dann aber auch gleichzeitig die Schleimhaut sehr reizt. Aus diesem letzten Grunde verwenden wir aber das Protargol in Kombination mit einem der vorher genannten Mittel, z. B. dem Albargin, dann, wenn trotz längerer Anwendung desselben die Gonokokken im Ausfluß nicht schwinden. Wir lassen dann einige Zeit, vielleicht mittags, eine Injektion von einer $\frac{1}{2}$—1%igen Protargollösung machen, morgens und abends jedoch Albargin injizieren. Durch die stärkere Entzündung der Harnröhrenschleimhaut wird das Gewebe dann mehr aufgelockert und so die in der Tiefe versteckten Gonokokken der bakteriziden Wirkung des Albargins leichter zugänglich gemacht.

Das früher viel benutzte Argentum nitricum, das eine recht gute bakterizide Wirkung besitzt, aber das Epithel stark schädigt und öfters heftige Entzündungen hervorruft, verwenden wir aus eben diesen Gründen bei der akuten Gonorrhöe der vorderen Harnröhre fast niemals. Gute Dienste leistet es dagegen, wie wir noch sehen werden, bei der Therapie immer wieder rezidivierender Formen der vorderen wie der hinteren Harnröhre.

Zu empfehlen ist hier noch das Kalium permanganicum, das wir in Lösungen von 1 : 5000—1 : 10 000 bei der akuten

Gonorrhoea anterior zu Massenspülungen, besonders im Anfang einer Behandlung gern verwenden.

Um nun unserer Forderung, auch die verborgenen Gonokokken zu beeinflussen, vollkommen gerecht zu werden, so müssen auch wir eine zweckmäßige Vornahme der Applikation dieser antigonorrhoischen Mittel wählen. Wie aus der Rezeptur ersichtlich ist, wenden wir diese Mittel in wässerigen Lösungen an. Diese lassen wir mittelst einer kleinen Hartgummispritze in kleineren Mengen von Patienten in die Harnröhre injizieren, nehmen aber auch selbst große Massenspülungen mit diesen Lösungen vor, auf deren Technik ich bald eingehend zu sprechen kommen werde.

Von der Wahl einer geeigneten Hartgummispritze für die täglich vom Patienten mehrmals vorzunehmenden Injektionen sowie von der richtigen Handhabung derselben seitens der Patienten hängt nun außerordentlich viel für den Erfolg einer Therapie ab.

Am besten verwendet man bei frischen Entzündungen der Harnröhre nur Hartgummispritzen mit konischem Ansatz, deren Spitze sowohl weitere wie engere Orificien völlig abzuschließen vermag. Birnförmige oder schnabelartige, weit in die Harnröhre dringende Spritzen sind zu vermeiden, da sie das wunde Orificium schädigen.

Der Stempel der Spritze muß ferner von Zeit zu Zeit mit Vaselin eingefettet werden und eine leichte Führung besitzen, damit ein ruckweiser, intermittierender Gang der Spritze verhindert wird.

Die Spritzen müssen einen Fassungsraum von 10—15 ccm besitzen, damit die ganze Harnröhre von der Flüssigkeit entfaltet und ausgefüllt wird, was meist von den Kranken ganz genau konstatiert werden kann. Am besten probiert der Patient mehrere Spritzen aus, um diejenige zu finden, die für das Volumen seiner Harnröhre am geeignetsten ist. Manchmal geben aber Patienten auch an, daß sie, besonders im Stadium der Akme ihrer gonorrhoischen Erkrankung, nicht den ganzen Inhalt einer Spritze injizieren können. Dann begnügt man sich vorläufig damit; von jeder Gewalt beim Einspritzen ist abzuraten. Bei sehr empfindlichen Patienten empfiehlt es sich manchmal, im akutesten Stadium, etwa 1—2 Tage lang, nicht den ganzen Spritzeninhalt injizieren zu lassen.

Die Spritze selbst ist stets sauber zu halten. Sie soll nach jeder Einspritzung unter der Wasserleitung gereinigt und in einem mit 50 % Alkohol oder einer öfters zu erneuernden schwachen Lösung von Kaliumpermanganat aufbewahrt werden. Vor jeder Injektion muß sie dann ebenfalls mit Wasser abgespült werden.

Vor der Injektion ist stets zu urinieren und die Eichel von anhaftendem Eiter zu reinigen. Die Injektion selbst wird am besten im Stehen mit gespreitzten, leicht im Knie gebeugten Beinen unter langsamem und stetigem Druck ausgeführt. Das Glied wird im Sulcus coronarius mit Daumen und Zeigefinger gefaßt und nach der Injektion mit diesen Fingern kurz komprimiert. Nachdem die Spritze weggelegt worden ist, drückt der Patient den Zeigefinger der rechten Hand dann fest auf das Orificium, wobei der Druck der Finger der linken Hand nachläßt, so daß die Spülflüssigkeit lediglich durch den Zeigefinger zurückgehalten wird, also bis an das Orificium externum gelangen kann. Die Lösung selbst soll nur 3—5 Minuten in der Harnröhre verweilen.

Ist aus besonderen Gründen insbesondere, wenn der Patient aus beruflichen Gründen nicht tagsüber die Einspritzung vornehmen kann, eine längere, prolongierte Einwirkung erwünscht, so lassen wir den Patienten nach 5 Minuten seine Harnröhre entleeren und von neuem eine oder mehrere Injektionen vornehmen.

Bei jeder Injektionsbehandlung sollen die Zeiten, zu denen der Patient injiziert, möglichst gleichmäßig gewählt werden. Die erste Einspritzung soll früh morgens nach dem Aufstehen ausgeführt werden, die letzte kurz vor dem Schlafengehen. In der Zwischenzeit kann der Patient dann mittags nach dem Essen und, wenn nötig, am Spätnachmittag nochmals eine Injektion vornehmen.

Durch eine derartige Injektionstherapie mit bakteriziden Mitteln kann nun, bei gleichzeitiger peinlichst durchgeführter Beachtung der hygienischen und diätetischen Vorschriften eine Gonorrhöe geheilt werden. Aber nur dann, wenn die Injektionen lange Zeit, ca. 6—8 Wochen, fortgesetzt werden, und wenn keine Komplikationen eintreten. In den meisten Fällen können wir nun den Verlauf einer frischen Gonorrhöe sehr abkürzen, wenn wir neben den vom Patienten vorzunehmenden Einspritzungen selbst noch sog. Massenspülungen vornehmen. Die wesentliche Wirkung dieser Spülungen, die darin besteht, daß unter einem gewissen Druck eine größere Menge der desinfizierenden Flüssigkeit die erkrankte Harnröhrenschleimhaut bespült, ist eine mechanische. Dadurch, daß bei diesen Irrigationsmethoden ein größerer Druck angewendet wird, werden die Falten und Buchten der Harnröhre ausgedehnt und die in ihnen verborgenen Gonokokken der injizierten Flüssigkeit zugänglich gemacht. Gleichzeitig findet aber bei derartigen Massenspülungen wahrscheinlich noch eine seröse Durchtränkung des Gewebes statt, durch welche die Gonokokken aus der Tiefe herausgeschwemmt werden.

Die einfachste und auch für den praktischen Arzt bequemste Methode einer Massenspülung ist das ursprüngliche, von Janet angegebene Verfahren der Durchspülung der Harnröhre mittelst eines Irrigators. Sie wird in der Weise durchgeführt, daß wir die zu injizierende ca. 40° C warme Flüssigkeit in einen Irrigator füllen, der etwa 1 m über dem Tisch, auf dem sich der Patient in Rückenlage befindet, aufgehängt ist, und dessen Schlauch mit einem konisch zulaufenden Glasansatz armiert ist. Diesen Ansatz drückt man nun, nachdem die Luft aus dem Schlauch durch Hochheben desselben entfernt ist, an die Mündung der Harnröhre an — selbstverständlich nachdem der Patient uriniert hat und die Eichel gereinigt worden ist — zieht dann diese leicht an und läßt soviel Flüssigkeit in die Harnröhre einlaufen, bis die Urethra anterior zunächst mäßig, später prall gefüllt ist. Dann entfernt man unter Zuklemmen des Irrigatorschlauches den Ansatz und läßt so die Flüssigkeit wieder aus der Harnröhre herauslaufen. Diese Prozedur setzt man so lange fort, bis etwa ½—1 Liter der Flüssigkeit verbraucht ist. Um das An- und Absetzen des Ansatzes zu vermeiden, kann man sich auch doppelläufiger Ansätze bedienen, die einen permanenten Zu- und Abfluß der Flüssigkeit gestatten. Wir selbst verwenden diese allerdings nur dann, wenn noch keine besondere Ausdehnung der Harnröhrenwand erwünscht ist, also ganz im Anfang einer akuten Gonorrhöe.

Kommt es darauf an, einen stärkeren Druck auszuüben, dann verwendet man entweder den einfach durchbohrten Glasansatz oder, noch besser, eine große, 100—150 cm fassende Spritze mit Hartgummi- oder Metallfassung, an deren Kanüle eine kleine Olive aus Glas oder Hartgummi gesteckt wird. Diese Spritze ermöglicht es, den Druck bzw. den Füllungsgrad der Urethra ganz genau zu variieren und die Einspritzung abzubrechen, wenn man am Widerstand des Sphincter externus fühlt, daß die vordere Harnröhre maximal gefüllt ist.

Eine weitere Modifikation der Druckspülung bildet das stoß- oder ruckweise Einspritzen der Flüssigkeit nach Kutner, das am besten mittelst einer oben beschriebenen großen Spritze vorgenommen wird. Der Schließmuskel kontrahiert sich hierbei stark, wodurch sich eine energische mechanische Wirkung erzielen läßt. Bei ganz akuten Fällen ist jedoch eine derartige Behandlung zu vermeiden, da sie leicht zu Läsionen der geschwollenen und hyperämischen Schleimhaut führt. Sie eignet sich nur für subakute und chronische vordere Urethritiden.

Man kann übrigens die Wirkung dieser Druckspülung noch dadurch erhöhen, daß man, wie Kutner ebenfalls angegeben hat, einen Nélatonkatheter ca. 4 cm in die Harnröhre einführt und dann die Injektion von 100—150 cm oder eventuell mehr in folgenden drei Phasen (nach Scholz) vornimmt:

1. Leichtes Komprimieren der Urethra um den Nélaton.
2. Kurze und schnelle (gleichsam „ruckartige“) Injektionen einer kleinen Menge unter energischem Druck (Zurückprallen der Flüssigkeit vom Sphinkter).
3. Aufhören des Injektionsdruckes und infolge des Öffnens des Verschlusses der Urethra „Abfluß der Flüssigkeit“.

Bei frischer, stark eitriger Urethritis ist dieses Verfahren jedoch ebenfalls kontraindiziert. Es eignet sich nur für subakute oder chronische Urethritiden und sollte auch da meiner Ansicht nach nur die ultima ratio bilden, wenn die anderen Methoden versagen, bzw. wenn trotz dieser Behandlung die Gonokokken nicht aus dem Ausfluß schwinden.

Wie lange setzen wir nun diese antiseptische Behandlung einer, selbstverständlich unkomplizierten, akuten Gonorrhöe fort? So lange wir Gonokokken im Ausfluß oder in den Fäden nachweisen können oder ihre Anwesenheit in der Harnröhre vermuten, müssen wir antibakteriell vorgehen, bzw. so lange die Albarginspülungen fortsetzen, bis im Ausfluß wiederholt keine Gonokokken mehr gefunden werden.

Um dieser Forderung zu genügen, müssen wir aber den Erfolg unserer Behandlung stets mikroskopisch prüfen! Man muß während der Dauer einer Behandlung mindestens zweimal wöchentlich ein Präparat anfertigen und zwar morgens vor dem Urinieren und vor dem Einspritzen. Da nun, außer in der Spitalpraxis, wohl nur in seltenen Fällen die Patienten so früh zur Behandlung kommen, müssen wir sie auffordern, selbst unmittelbar nach dem Aufstehen die Harnröhre nach vorheriger Reinigung der Eichel und des Meatus auszudrücken und das hervorquellende Sekret mittelst einer Platinöse oder dem ausgeglühten Kopf einer Stecknadel abzunehmen, dünn auf einen Objektträger auszustreichen und diesen in die Sprechstunde mitzubringen. Ist kein Ausfluß mehr vorhanden, so müssen wir Fäden, die sich ja zu dieser Zeit meist noch im Urin finden, genau untersuchen. Wenn wir uns vom Patienten den Morgenurin mitbringen lassen, müssen wir aber immer bedenken, daß sich die Fäden im Urin leicht und bald auflösen. Entweder lassen wir uns nun den Frühurin — selbstverständlich in einem ganz sauberen Gefäß aufgefangen — recht bald bringen und untersuchen ihn sofort (nicht beiseite stellen!), oder aber wir zentrifugieren den Urin und streichen den Bodensatz nachher auf Objektträger aus, wenn ihn der Kranke erst später bringen kann und die Fäden sich bereits aufgelöst haben können.

Bei dieser mikroskopischen Kontrolle des Heileffektes dürfen wir aber nicht vergessen, daß durch die Einspritzung selbst die Entzündung der Harnröhrenschleimhaut, und damit der Ausfluß verstärkt wird, da ja alle unsere Mittel etwas reizend wirken. Außerdem wird ja durch eben diese antibakteriellen Einspritzungen ein Teil der — oberflächlich liegenden — Gonokokken sofort abgetötet, so daß es vorkommen kann, daß ein Präparat, das kürzere Zeit nach der letzten Injektion angefertigt worden ist, keine Gonokokken enthält, während ein zweites, das einige Zeit später, wenn die Einwirkung der bakteriziden Flüssigkeit abgeklungen ist, abgenommen wird, wieder Gonokokken aufweist. Wir müssen daher, um uns auch nach dieser Richtung hin zu sichern, mindestens alle 8—10 Tage die Injektionen etwa 24 Stunden lang vor der Entnahme des Präparates aussetzen.

Finden wir auch in derart gewonnenen Präparaten wiederholt keine Gonokokken mehr und deutet auch der übrige mikroskopische Befund (weniger Eiterkörperchen, Auftreten und Mehrung der Plattenepithelien und Schleimfäden) darauf hin, daß sich die Gonorrhöe im Stadium der Heilung befindet, dann erst gehen wir dazu über, adstringierende Mittel in Lösungen anzuwenden, und zwar lediglich um einen eventuell noch restierenden Katarrh zu beseitigen.

Hier können wir nun unter folgenden Mitteln auswählen:

1. Zincum sulfo-carbolicum 1,0—180,0 (Wolff), bei uns das gebräuchlichste.
2. Zincum sulfuricum (0,5—1%).
3. Zincum sozojodolicum (0,5—1%).
4. Plumbum aceticum (¼—2%).

Oder wir kombinieren Zincum sulfuricum und Plumbum aceticum etwa so

Rp. Zinc. sulf.
Plumbi acetici āā 1,0
Aq. dest. ad 200,0
DS. Vor dem Gebrauch umschütteln.

5. Alumen (¼—½%).

Rp. Alumin.
Zinc. sulf.
Acid. carbol. liquefact. āā 0,4
Aq. dest. ad 200,0.
DS. Zur Einspritzung.

6. Resorzin (½—2%). (in vitro nigro!)

und viele andere.

Es ist übrigens ratsam, hier ein Übergangsstadium zu wählen, indem man zunächst kurze Zeit neben den adstringierenden Einspritzungen noch täglich einmal eine antiseptische Lösung injizieren läßt. Auch empfiehlt es sich, im Laufe dieser Nachbehandlung die Adstringentien nach einiger Zeit zu wechseln. Auch die Reizbarkeit dieser Mittel, die individuell sehr verschieden ist, kann uns zwingen, verschiedene derartige Mittel auszuprobieren, um das geeignete herauszufinden.

Haben wir einige Zeit, etwa 1—2 Wochen, rein adstringierend unter genauer mikroskopischer Kontrolle des Ausflusses und unter wiederholter Vornahme der Zweigläserprobe behandelt und zeigen die Präparate eine fortschreitende Heilungstendenz, so setzen wir alle Lokalbehandlung aus und beobachten den Patienten unter fortlaufender Ausfluß- und Urinkontrolle noch längere Zeit.

Tritt kein gonokokkenhaltiger Ausfluß mehr auf und bleibt auch der Urin klar, dann ist der Patient wahrscheinlich von seiner Gonorrhöe befreit. Um aber mit Sicherheit entscheiden zu können, ob eine dauernde Heilung vorliegt, dazu müssen wir in jedem einzelnen Falle noch eine ganze Reihe von Maßnahmen vornehmen, auf die ich noch ausführlicher an anderer Stelle eingehen werde.

VII. Kapitel.

Die Abortivbehandlung der akuten Urethritis gonorrhoica anterior.

Unter Abortivkur versteht man eine Behandlungsmethode, die versucht, die einmal ausgebrochene Gonorrhöe möglichst rasch dauernd zu heilen.

Es braucht wohl nicht besonders betont zu werden, daß der Erfolg einer derartigen Abortivkur in erster Linie davon abhängt, daß dieselbe zu einem Zeitpunkte eingeleitet wird, in dem die Gonokokken noch möglichst oberflächlich lagern und noch nicht zu sehr in die tieferen Schichten der Harnröhrenschleimhaut eingedrungen sind. Man wird also in erster Linie derartige Fälle für eine Abortivkur reservieren, in denen sich noch wenig Leukozyten und mehr Epithelien und Schleimfäden finden und die Gonokokken in ihrer Mehrzahl extrazellulär liegen. Mit anderen Worten, je früher wir eine Gonorrhöe in Behandlung bekommen, desto mehr Aussicht haben wir, sie abortiv heilen zu können. Dieser Umstand zeigt uns wieder von neuem, wie wichtig die möglichst früh und mit absoluter Sicherheit gestellte mikroskopische Diagnose einer gonorrhoischen Infektion der Harnröhre ist!

Die einfachste und bequemste Abortivkur ist die Einspritzung hochdosierter Silbersalze in die Harnröhre mit der gewöhnlichen kleinen Injektionsspritze. Man läßt (nach Bruhns) den Patienten fünf Tage lang täglich einmal eine Spritze einer 3—4%igen Protargol- oder 1—2%igen Albarginlösung in die vordere Harnröhre einspritzen und 10 Minuten lang in derselben halten. Außerdem kann der Patient, je nach der individuellen Empfindlichkeit, noch nebenbei 2—3 mal eine ¼%ige Protargollösung in gewöhnlicher Weise injizieren.

Ledermann spritzt kurz nach dem Auftreten der ersten entzündlichen Erscheinungen nach vorheriger Anästhesierung der

Harnröhre (am besten mit einer 2%igen Alypinlösung) 5—10 g einer Albarginlösung von 1 : 300 in die Urethra und läßt sie 5 Minuten in derselben. Am nächsten Tage läßt er am Morgen eine Albarginlösung von 1 : 200, abends eine von 1 : 100 und am dritten Tage zweimal eine 1%ige Lösung einspritzen.

Wir verwenden diese Methoden der Abortivbehandlung der Gonorrhöe fast gar nicht. Denn einmal bekommt man nur äußerst selten die Kranken so früh zu Gesicht, daß man eine derartige Kur mit Aussicht auf Erfolg ausführen könnte. Wird diese aber nicht so früh als irgend möglich vorgenommen, so mißlingt sie meistens. Wir sind dann, wenn nach Beendigung einer derartigen Kur noch oder wieder Gonokokken auftreten, nicht nur so weit wie am Anfang unserer Behandlung, sondern wir haben auch kostbare Zeit verloren, während der die gonorrhoische Infektion meist schon in ein anderes Stadium getreten ist. Weiterhin ist aber eine Gonorrhöe einer derartigen mißglückten Abortivkur erfahrungsgemäß einer folgenden regulären Behandlung viel schwerer zugänglich und hält viel hartnäckiger an. Vor allen Dingen aber entsprechen derartige Gewaltkuren nicht unserem oben präzisierten Grundsatz bei der Behandlung einer frischen Gonorrhöe möglichst schonend und möglichst wenig das Gewebe reizend vorzugehen!

Eine noch eingreifendere Abortivkur übt Tomasczewsky: Bei Patienten, deren Infektion noch nicht lange zurückliegt, tupft er mittelst Wattestäbchen die Fossa navicularis fest aus und versucht gleichzeitig durch sanfte Massage der Harnröhre über diesem Stäbchen auch tiefer gelegenes Sekret zu entleeren. Hierauf läßt er den Kranken in zwei Portionen urinieren, so zwar, daß in das erste Glas nur 15—20 ccm entleert werden. Nur in den Fällen, in denen die erste Portion klarflockig, die zweite aber vollkommen hell ist, leitet er seine Abortivkur folgendermaßen ein: In Rückenlage des Patienten füllt er nach Auseinanderfalten des Orificium externum die Fossa navicularis mit 2—3%iger Argentum nitricum- oder mit 10—20%iger Protargollösung einige Male an und pinselt dann mit derselben Lösung mittelst eines dünnen Wattestäbchens die Fossa navicularis und die vordersten Partien der Harnröhrenschleimhaut aus. Hierauf wird die ganze vordere Harnröhre mit 1—1½ Liter einer Argentum nitricum- (1 : 10 000 bis 5000) oder Albarginlösung (1 : 3000) vorsichtig ausgespült. Nach 24—48 Stunden wird der ganze Behandlungsturnus in der gleichen Weise wiederholt. Bei empfindlichen Patienten kann die Harnröhrenschleimhaut vorher anästhesiert (Kokain, Alypin) werden. Innerlich verabreicht Tomasczewsky Gonosan.

Von den meisten Autoren wird übrigens die im vorhergehenden Kapitel beschriebene und von mir als Norm einer Gonorrhöebehandlung hingestellte Kombination der Behandlung von Injektionen, die der Patient selbst vornimmt, mit den vom Arzte auszuführenden Massenspülungen auch als Abortivkur angesehen. Da es tatsächlich nach meiner Erfahrung in etwa 70% der Fälle damit gelingt, auch schon etwas weiter fortgeschrittene akute vordere Urethralblennorrhöen in 10—14 Tagen zur vollständigen und dauernden Heilung zu bringen, so darf man diese Kombinationstherapie wohl auch nach dieser Richtung hin als die zweckmäßigste betrachten.

VIII. Kapitel.

Die akute Urethritis gonorrhoica posterior.

Wie wir bereits wissen, kann eine gonorrhoische Infektion der Harnröhrenschleimhaut auf den vorderen Teil derselben beschränkt bleiben und hier in verhältnismäßig kurzer Zeit zur Heilung gebracht werden. Leider aber verlaufen nur die wenigsten Fälle, wenn eine zweckmäßige Behandlung nicht alsbald einsetzt, so günstig! In der weitaus größten Mehrzahl der Fälle, in ca. 70—80%, macht die gonorrhoische Entzündung nicht vor dem Musculus compressor, der bekanntlich die Scheidewand zwischen dem vorderen und dem hinteren Abschnitt der männlichen Harnröhre bildet, Halt. Die Gonokokken durchdringen diesen, gelangen auf die Schleimhaut der hinteren Harnröhre und rufen hier im allgemeinen die gleichen Krankheitserscheinungen wie in der vorderen Harnröhre hervor.

Ätiologisch kommt für die Entstehung einer akuten Urethritis posterior wohl in erster Linie eine gesteigerte Virulenz der Gonokokken in Betracht. Sodann aber wird ein derartiges Weitergreifen einer frischen Gonorrhöe auf die hinteren Teile der Harnröhre entschieden durch unzweckmäßiges Verhalten des Patienten — Exzesse in Baccho et in venere, Diätfehler — oder durch unrichtige Behandlung begünstigt.

Was den Zeitpunkt des eventuellen Eintretens einer Urethritis posterior betrifft, so entsteht diese gewöhnlich schon innerhalb der dritten Woche nach erfolgter gonorrhoischer Infektion. Natürlich kann eine derartige Erkrankung auch viel früher oder wesentlich später auftreten. So lange noch Gonokokken auf oder besser in der vorderen Harnröhre vorhanden sind, besteht immer die Gefahr, daß diese aus irgend einem Grunde nach hinten wandern und eine gonorrhoische Urethritis hervorrufen.

In der Regel kündigt sich nun das Übergreifen des gonorrhoischen Prozesses auf den hinteren Teil der Harnröhre durch ziemlich bedeutende subjektive Beschwerden an, unter denen ein krankhaft gesteigerter Urindrang das hauptsächlichste Symptom bildet.

Dadurch, daß die Pars prostatica in gleicher Weise wie die Pars anterior entzündlich geschwollen ist, wird die Schleimhaut äußerst empfindlich gegen jeden Tropfen Urin, der aus der Blase abfließt. Durch eben diese Entzündung der Harnröhrenschleimhaut wird aber auch die die hintere Harnröhre umgebende Muskulatur, die ja, wie wir gesehen haben, bei dem Zustandekommen der Miktion eine hervorragende Rolle spielt, dauernd gereizt und zu Kontraktionen angeregt. Dadurch entsteht ein permanenter Harndrang, der Patient muß ganz unabhängig von dem Füllungsgrad der Harnblase alle 10—15 Minuten urinieren, vermag aber trotzdem nur einige wenige Tropfen zu entleeren. Besonders intensiv wird der Schmerz gegen Ende der Miktion, aber auch während derselben fühlt er keine Erleichterung, so daß der Kranke eigentlich keine Minute von schmerzhaften Empfindungen frei bleibt.

In ganz schweren Fällen kann eine so abnorme Reizbarkeit des Kompressors eintreten, daß ein längere oder kürzere Zeit anhaltender Sphinkterkrampf zustande kommt, der eine mehr oder weniger lange dauernde völlige Urinretention zur Folge haben kann. Unter Umständen wird man dann hier gezwungen sein, den Katheter anzuwenden, obgleich sonst sein Gebrauch in akuten Stadien streng verboten ist.

Mit den letzten Tropfen des Urins gehen bei einer gonorrhoischen Erkrankung der hinteren Harnröhre meist auch geringe Mengen Blut ab, da die entzündlich angeschwollene Schleimhaut durch die krampfhaften Kontraktionen der Sphinkteren leicht einreißt und blutet. Diese sog. terminale Hämaturie ist pathognomisch für die Urethritis acuta posterior.

Unter diesen Umständen, wozu noch, ebenso wie bei der Urethritis anterior, schmerzhafte und häufige Erektionen und Pollutionen kommen, leidet natürlich auch das Allgemeinbefinden des Patienten sehr. Er fühlt sich sehr elend, matt und abgeschlagen, hat nur wenig Appetit und zeigt in der Regel mehr oder weniger hohe Temperatursteigerung.

Natürlich können auch hier, wie bei der Urethritis anterior, im Krankheitsbild je nach der individuellen Empfindlichkeit und dem Virulenzgrade der Gonokokken die mannigfachsten Verschiedenheiten auftreten; die Erkrankung der hinteren Partie der Harnröhre kann nur ein dumpfes Gefühl von Hitze und Druck in der Damm- und Blasengegend auslösen, ja unter Umständen kann sie sich ganz schleichend ohne die geringsten subjektiven Symptome entwickeln.

Zu bemerken ist noch, daß bei nervösen und ängstlichen Patienten ein gesteigerter Harndrang nicht immer ein absolut sicheres Zeichen des Eintrittes einer Urethritis posterior ist. Diese Art von Kranken, die ununterbrochen an ihre Krankheit denken und ängstlich auf dieses Zeichen einer Verschlimmerung derselben warten, müssen tatsächlich auch manchmal öfter als sonst urinieren, obgleich der objektive Befund keinen reellen pathologischen Grund dafür erkennen läßt, als eben ihre sexuelle Neurasthenie. Charakteristisch für derartige Zustände ist übrigens der Umstand, daß solche Kranke nur am Tage öfter den Harn lassen müssen, während sie nachts nicht aufzustehen brauchen, im Gegensatz zu Patienten, bei denen tatsächlich eine Urethritis posterior besteht.

Für die Diagnose einer akuten Urethritis posterior kommt neben dem positiven Gonokokkenbefund in dem ja auch hier, wenn auch vielleicht nicht so reichlich wie im akuten Stadium einer anterior vorhandenen Ausfluß in erster Linie die Beschaffenheit des Urins bei der sog. Zweigläserprobe in Betracht.

Von der Besprechung der Urethritis anterior her wissen wir, daß bei einer isolierten Erkrankung der vorderen Harnröhre der erste Urin das in der Harnröhre angesammelte Sekret abspült und mit sich führt, also demzufolge trübe sein muß, während die zweite Portion klar sein wird, da sie über die durch die erste

Harnportion gereinigte Harnröhrenschleimhaut fließt. Wenn nun auch die hintere Harnröhre erkrankt ist, so wird der Eiter, der sich hier bildet, nicht nach dem Orificium externum abfließen können, da ihn der die Pars membranacea umschließende Musculus compressor urethrae, der Sphincter urethrae externus, daran hindert. Er wird infolgedessen in die Blase dringen und sich dem hier befindlichen Urin beimischen. Dieser wird daher dann in seiner ganzen Menge getrübt sein, so daß also die Diagnose einer bestehenden Urethritis posterior gesichert wird dadurch, daß bei der Thomsonschen Zweigläserprobe auch die zweite Portion getrübt ist. Wenn nun aber die Eiterabsonderung eine geringe ist oder der Kranke in kurzen Zwischenräumen urinieren muß, so wird sich nur wenig oder gar kein Eiter in der hinteren Harnröhre ansammeln und in die Blase abfließen können. Deshalb kann eventuell auch die zweite Urinportion weniger trüb, ja sogar klar sein, obwohl eine Erkrankung der hinteren Harnröhre vorliegt. Zur sicheren Diagnosenstellung ist daher immer nur der Harn nach einer größeren Miktionspause zu entnehmen, am besten der Morgenurin. Darauf hinweisen möchte ich hier auch, daß gerade derartige Schwankungen in der Trübung der zweiten Urinportion und der Umstand, daß der Morgenurin trüber als der während des Tages gelassene Harn ist, die Diagnose einer Urethritis posterior gegenüber der einer Cystitis sichert.

Außer dieser Zweigläserprobe wird noch die Dreigläserprobe von Jadassohn und die Fünfgläserprobe von Kollmann angewandt. Doch kommt man in der Allgemeinpraxis, wie meist auch in der Spezialpraxis, vollkommen mit der Zweigläserprobe aus. In einzelnen Fällen, wo man durch diese Methode nicht mit absoluter Sicherheit die Beschaffenheit des zweiten Urins feststellen kann, empfiehlt es sich die Pars anterior mit einer dünnen Borsäurelösung anzuspülen. Man geht dann in der Weise vor, daß man einen dünnen Nélatonkatheter in die Harnröhre bis an den Sphinkter externus heran einführt und unter leichtem Zudrücken der Harnröhrenmündung und Nachlassen des Druckes mittelst einer Spritze die Flüssigkeit so lange durch den Katheter und die Harnröhre laufen läßt, bis das Spülwasser völlig klar ist. Läßt man nun den Patienten urinieren, so kann der Urin den oben angeführten Gründen zufolge nur dann getrübt sein, wenn eine Urethritis posterior vorliegt. Dieses Verfahren ist, da es die Schleimhaut doch ziemlich irretiert, selbstverständlich nur im äußersten Notfalle bei einer akuten Gonorrhöe anzuwenden.

Differentialdiagnostisch kommen hier gewisse Zustände in Betracht, in denen aus noch nicht vollkommen aufgeklärtem Grunde mineralische Salze, speziell die eigentlichen Harnsalze dem Urin beigemengt sind. Derartige Salze können sich schon bei gesunden Personen außerordentlich häufig im Urin finden und denselben trüben, in noch erhöhtem Maße aber finden sie sich bei gewissen Stoffwechselanomalien. Hier sind es vor allen Dingen harnsaure Salze, die sich besonders nach dem Erkalten des ursprünglich klaren Urins ausscheiden und das bekannte ziegelmehlartige Sediment bilden. Einen derartig getrübten Urin braucht man nur zu erwärmen, um sofort eine völlige Klärung desselben zu erzielen.

Klärt sich ein trüber Urin beim Erwärmen nicht, nimmt die Trübung desselben eher noch zu, so versetzt man den erwärmten Urin zunächst mit einigen Tropfen Essigsäure. Klärt sich jetzt der Urin vollkommen auf, so handelt es sich ebenfalls um einen harmlosen Zustand. Es sind dann im Urin phosphorsaure Salze suspendiert. Eine derartige Phosphaturie pflegt bei nervösen Individuen, aber auch bei völlig gesunden häufig nach dem Genuß verschiedener Speisen, insbesondere nach Vegetabilien, aufzutreten. Klärt sich die Trübung eines erwärmten Urins erst auf Zusatz von Salzsäure, dann ist diese auf die Gegenwart von oxalsaurem Harn zurückzuführen.

Wenn nun ein trüber Urin bei Anwendung der drei bisher erwähnten Methoden (Erwärmen, Essigsäure und Salzsäurezusatz), die man selbstverständlich ebenso wie die folgenden im Reagenzglas vornimmt, noch nicht klar wird, dann wird er zunächst mit Kalilauge geschüttelt. Tritt jetzt sofortige Klärung ein, dann war kristallinische Harnsäure die Ursache der Trübung. Tritt aber an Stelle der Trübung eine gelatinöse Transparenz, dann sind Zellen, insbesondere Eiterkörperchen, vorhanden (Posner). Die mikroskopische Untersuchung eines aus dem Zentrifugat solchen eiterhaltigen Harns hergestellten und gefärbten Ausstrichpräparates wird dann erweisen, ob Gonokokken oder andere Bakterien die Ursache einer derartigen Erkrankung sind bzw. ob eine gonorrhoische Erkrankung vorliegt oder nicht.

Was nun die Prognose der akuten gonorrhoischen Urethritis

posterior betrifft, so ist von ihr im allgemeinen dasselbe zu sagen wie von der akuten Urethritis anterior. Sie kann ebenso wie diese in 5 bis 6 Wochen vollständig heilen, wenn bei geeignetem Verhalten des Patienten und bei zweckmäßiger Therapie keine Komplikationen eintreten. Leider aber besteht gerade dann, wenn die gonorrhoische Entzündung den hinteren Teil der Harnröhre ergriffen hat, in den die Ausführungsgänge der Prostata, der Nebenhoden und der Samenbläschen münden, die große Gefahr, daß auch diese Organe durch die Gonokokken infiziert werden, daß also Komplikationen entstehen. Eine Erkrankung dieser Organe aber kann, wie wir noch sehen werden, zu dauernden Funktionsstörungen derselben führen. Durch derartige Komplikationen wird ferner noch der Entzündungsprozeß länger in der hinteren Harnröhre unterhalten werden, wodurch leicht dieser Zustand aus dem akuten in das mit Recht so zu fürchtende chronische Stadium übergehen kann. Auch die Frage nach einer endgültigen Heilung einer akuten Urethritis posterior wird hier viel schwieriger zu beantworten sein, zumal, wenn irgendwelche der eben erwähnten Komplikationen eingetreten sind. Auf diese Frage werden wir übrigens in verschiedenen anderen Kapiteln noch ausführlich zu sprechen kommen.

Für die Behandlung der akuten gonorrhoischen Urethritis posterior gelten im allgemeinen dieselben hygienischen und diätetischen Vorschriften, wie für die Urethritis anterior. Wenn irgend möglich, werden wir jedem Patienten, der an einer akuten Urethritis posterior erkrankt ist, sofortige Bettruhe anempfehlen, besonders aber wenn sehr heftiger Harndrang besteht. In einem solchen Falle werden wir ferner prolongierte warme (40° C) Sitzbäder und Morphium- und Belladonna- oder ähnliche Stuhlzäpfchen verabreichen, etwa:

Rp. Morph. muriat. 0,01—0,02
Extract. Belladonnae 0,015
Butyr. Cacao 2,0
M. ut f. supp. D. tal. dos. No. XII.
S. Täglich 2—3 Zäpfchen einführen.

oder (nach Caro).

Rp. Pyramidon 0,25
Heroini 0,008—0,01
Butyr. Cacao 2,0.
M. f. supp.

Innerlich verordnen wir Santyl oder Salol in der uns bereits bekannten Dosis. Letzteres Präparat empfiehlt sich, wie wir wissen, besonders in eben erst beginnenden hinteren Urethritiden wenn die zweite Urinportion sich eben zu trüben beginnt.

Mit der lokalen Behandlung setzen wir, insbesondere bei sehr stürmisch beginnenden Erkrankungen der hinteren Harnröhre, am besten zunächst einige Tage aus. Wir verfahren so regelmäßig bei Patienten, die nicht von Anbeginn ihrer gonorrhoischen Erkrankung an in unserer Behandlung waren, sondern sich selbst behandelt haben oder in fremder ärztlicher Behandlung standen, um Reizungen, die eventuell durch eben diese Behandlung hervorgerufen wurden, erst abklingen zu lassen.

Es kann, worauf ich schon hingewiesen habe, im Beginn einer gonorrhoischen Urethritis posterior infolge von Sphinkterkrämpfen vorkommen, daß eine teilweise oder vollständige Harnverhaltung eintritt. In solchen Fällen greife man nur, wenn es unumgänglich notwendig ist, zum Katheter (Nélaton). Man versuche zuvor immer erst durch warme Sitzbäder oder durch lokale Narkotika den Spasmus zu lösen.

Die terminale Hämaturie ist nur äußerst selten besonders therapeutisch zu berücksichtigen. Sind die Blutungen jedoch sehr stark und dauernd, dann kann man

Extr. hydrastic. Canadensis
3 mal täglich 10—20 gtt.

oder

Styptol- bzw. Styptizintabletten,
à 0,025—0,05.
3—6 mal täglich eine Tablette verordnen.

Sind die ganz akuten Erscheinungen vorüber, dann beginnen wir mit der Lokalbehandlung, die auch hier im allgemeinen nach denselben Prinzipien zu erfolgen hat, wie bei der akuten Anterior.

Was die Massenspülungen betrifft, so wird bei einer gleichzeitig bestehenden Urethritis posterior die ganze Harnröhre mit der antiseptischen Flüssigkeit durchgespült. Wir erreichen dies, falls der Kompressor keinen besonderen Widerstand entgegensetzt, am leichtesten und schonendsten, wenn wir nach wiederholter Ausspülung der vorderen Harnröhre den Irrigator um ½—1 m höher stellen und damit den Druck der Flüssigkeit verstärken und 100—150 ccm der Flüssigkeit in die Blase einlaufen lassen. Tritt Harndrang dann oder schon vorher ein, so unterbrechen wir die Spülung und lassen den Patienten die Blase entleeren. Hierauf wiederholen wir die Spülung noch 1—2mal, fordern aber den Patienten auf, *die Flüssigkeit der letzten Spülung* wenn irgend möglich einige Zeit in der Blase zurückzuhalten.

Setzt der Sphincter externus diesem Verfahren zu großen Widerstand entgegen, so bedienen wir uns lieber der großen Handspritze. *Man vermeide aber sorgfältig jede Gewalt*, da sonst leicht Einrisse und Schleimhautläsionen in der hinteren Harnröhre zustande kommen und zu, in dieser Gegend besonders unangenehmen, narbigen Verengerungen, den sog. *Strikturen* führen können. Es empfiehlt sich aus diesem Grunde sehr, in allen frischen Fällen, bzw. stets, wenn man mit derartigen Spülungen zum ersten Male beginnt, die Harnröhre bzw. die Schleimhaut in der Nähe und über dem Sphincter externus zu *anästhesieren*. Man erreicht das am besten in der Weise, daß man dem Kranken nach vorheriger Ausspülung der Anterior mittelst einer Tripperspritze 10 ccm einer schwachen Kokainlösung (0,5 : 150) in die Harnröhre einspritzt und 5—10 Minuten in derselben läßt. Hat man eine derartige Spülung dann einige Male vorgenommen, so braucht man *gewöhnlich* nicht mehr zu kokainisieren. Man kann auch versuchen, die Aufmerksamkeit des Patienten durch *lautes Zählen* abzulenken und so willkürliches Spannen und Pressen desselben vermeiden. Die Flüssigkeit darf, besonders im Anfang, nicht *unter zu starkem Druck* injiziert werden, sie muß sich gewissermaßen durch den Sphinkter in die hintere Harnröhre und Blase *einschleichen*.

Will man diese Durchspülungen der ganzen Harnröhre *mit der großen Handspritze* ausführen, was man bei einiger Übung unbedenklich tun kann, so muß man zunächst ebenfalls die vordere Harnröhre mit kleineren Mengen der antiseptischen Lösung ausspülen. Hierauf injiziert man unter denselben Kautelen wie bei Spülungen mit dem Irrigator *unter langsamem und gleichmäßigem Druck* einige Male 100 bis 150 ccm in die Blase.

Gelingen diese Massenspülungen selbst bei Anwendung derartiger Hilfsmittel noch nicht oder nur mit großer Mühe und treten während oder nach der Spülung stärkere Schmerzen oder heftiger Harndrang ein, dann nehme man an diesem Tage nur eine vordere Spülung vor und versuche die Blasenspülung am anderen oder in den nächsten Tagen.

Gleichzeitig behandelt natürlich der Kranke seine vordere Harnröhre selbst mittelst Instillationen mit der Tripperspritze in üblicher Weise.

Außer den oben beschriebenen Massenspülungen kann auch der praktische Arzt in Fällen, wo nach einer längeren derartigen Behandlung noch keine sichtbare Besserung eingetreten ist, also im subakuten Stadium, sog. Guyonsche Instillationen vornehmen. Die hierzu verwendeten Guyon-Katheter sind ganz dünne, halbelastische Katheter, die an ihrem vorderen Ende einen möglichst kleinen olivenförmigen, fein durchbohrten Knopf tragen. Das andere Ende des Katheters ist etwas erweitert und paßt auf eine kleine, 5—10 ccm fassende graduierte Hartgummispritze mit spitzem Ansatz. Diese Spritze wird nun mit der Flüssigkeit, die man in die hintere Harnröhre instillieren will — am besten verwendet man hierzu ¼—½—1%ige Argent. nitricum- oder 1—2% Collargol-Lösung — gefüllt, der im strömenden Dampf sterilisierte Katheter auf die Spitze aufgesetzt und soviel Flüssigkeit in denselben gedrückt, daß alle Luft aus ihm entfernt ist und die Flüssigkeit aus der Knopföffnung wieder abtropft. Hierauf uriniert der Patient und legt sich auf den Operationstisch. Der reichlich mit sterilem Glyzerin eingefettete Katheter wird nun nach üblicher Desinfektion der Eichel, bzw. des Orificium externum langsam und unter Vermeidung jeglicher Gewalt durch den Musculus compressor in die hintere Harnröhre eingeführt. Man fühlt meist sehr deutlich, wie der Knopf des Katheters sich durch den Sphincter externus hindurchdrängt. Nun schiebt man den Katheter noch ca. 5 cm vorwärts, bis der Knopf auch den Sphincter internus passiert hat und etwa über dem Trigonum der Blase zu liegen kommt. Jetzt injiziert man aus der Spritze, die natürlich während der Einführung des Katheters nicht abgenommen werden darf und am zweckmäßigsten vom Patienten selbst gehalten wird, durch Vorschieben oder Drehen des Stempels langsam einige Tropfen der Argentum nitricum- oder der Collargol-Lösung, die dann auf den Blasenhals bzw. auf das Trigonum gelangen, einer Gegend, die meistens bei einer akuten gonorrhoischen Erkrankung der hinteren Harnröhre mehr oder weniger entzündlich affiziert ist. Unter langsamem Zurückziehen des Katheters spritzt man dann in gleicher Weise, anfangs nur einige Tropfen, bei Wiederholung der Instillation einige Kubikzentimeter der Lösung in die Pars posterior und beim Herausziehen des Katheters aus der Harnröhre in den vorderen Teil derselben. Die Instillation wird zweckmäßig jeden zweiten Tag wiederholt, bis die zweite Portion des Urins dauernd klar bleibt. Da übrigens, wie wir noch sehen werden, eine Urethritis posterior in der Mehrzahl der Fälle mit einer Entzündung der Prostata verbunden ist, wird man zweckmäßig eine leichte und vorsichtige Prostatamassage vor jeder Vornahme einer Durchspülung der ganzen Harnröhre oder einer Guyonschen Instillation ausführen.

Die sog. Didaysche Spülung, die in einer Berieselung der Blasenschleimhaut und der hinteren Harnröhre mit schwachen antibakteriellen Lösungen mittelst eines in die Blase bzw. in die hintere Harnröhre eingeführten Nélatonkatheters besteht, eignet sich meiner Ansicht nicht für die allgemeine Therapie, sondern muß für den Spezialarzt reserviert bleiben.

IX. Kapitel.

Die Komplikationen einer akuten Harnröhrengonorrhöe.

I. Die Balanitis.

Eine der häufigsten, aber zugleich auch der harmlosesten Komplikationen oder besser Begleiterscheinungen einer akuten Gonorrhöe der männlichen Harnröhre bildet die Balanitis und die Balanoposthitis. Diese Erkrankungen kommen dadurch zustande, daß der aus der Harnröhre fließende Eiter auf die Oberfläche der Eichel gelangt und hier bei längerer Anwesenheit die oberflächlichen Epithelschichten mazeriert. Durch sekundäre Ansiedlung und Wucherung der ja schon normalerweise im Vorhautsacke in großer Anzahl vorhandenen Bakterien an derartig geschädigten Stellen kommt es dann auf der Eichel zu mehr oder weniger intensiver Entzündung, die meist mit ödematöser Schwellung und Erodierung der ganzen Eicheloberfläche verbunden ist. Die Entzündung kann sich auch auf das innere Vorhautblatt ausdehnen, das dann die gleichen Erscheinungen wie die Glans penis aufweist. Nicht immer aber braucht die ganze Eicheloberfläche erkrankt zu sein, oft ist dieser Prozeß lokalisiert und besonders häufig auf die Corona glandis beschränkt.

Begünstigt wird die Balanitis durch eine zu lange und zu enge Vorhaut und durch mangelnde Sauberkeit des Patienten.

Subjektiv ist dieser Prozeß durch mäßiges Jucken und Brennen charakterisiert; objektiv findet man außer der schon erwähnten Schwellung meist intensive Rötung der Oberfläche der Glans und des inneren Vorhautblattes und mehr oder weniger ausgesprochene Erosionen, ja mitunter sogar leichte Ulzerationen. Die erkrankten Partien sondern ein serös-eitriges Sekret ab, in dem man neben den aus der Urethra stammenden Gonokokken eine zahlreiche Bakterienflora findet. Durch ein Ödem der Vorhaut, das fast regelmäßig durch eine Mitbeteiligung des inneren Vorhautblattes an dieser Erkrankung hervorgerufen wird, entsteht manchmal eine *entzündliche Phimose* oder auch eine *Paraphimose*.

Die *Diagnose* einer Balanitis und Balanoposthitis ist leicht, wenn die Eichel freiliegt oder ein nicht zu enges Präputium ein Zurückstreifen derselben erlaubt. Die Rötung, die Erosionen auf der Eicheloberfläche, die Schwellung und vor allem die Eiterabsonderung lassen diese Erkrankung nicht verkennen. Schwieriger gestaltet sich die Diagnose, wenn eine entzündliche Phimose besteht. Dann gilt es vor allen Dingen zu entscheiden, ob aus der Vorhautöffnung abfließender reichlicher Eiter nur von einer Entzündung der Eicheloberfläche herrührt oder ob er etwa durch unter der Vorhaut vorhandene *Schankergeschwüre* verursacht wird. Geht die entzündliche Phimose und der Eiter auf die gleich zu besprechenden therapeutischen Maßnahmen nicht nach 3—4 Tagen zurück, dann darf man nicht zögern, *durch* (am zweckmäßigsten im Ätherrausch vorgenommene) *Dorsalinzision den Vorhautsack zu spalten*, um die Oberfläche der Eichel einer genauen Inspektion zugänglich zu machen. Im Präparate, das aus dem Sekrete angefertigt wird, findet man, wenn es sich um eine gleichzeitige Gonorrhöe handelt, außer massenhaften Bakterien verschiedener Art typische Gonokokken, die aber dem aus der erkrankten Harnröhre abfliessenden Eiter entstammen. Trifft man im Ausstrichpräparat keine Gonokokken, sondern nur dicke lange Stäbchen und vor allem feine, aber unregelmäßig gewundene und leicht mit Anilinfarben färbbare Spirochäten an, dann liegt eine sog. *Balanitis erosiva* (*Berdal* und *Bataille*) vor, die sich auch klinisch durch das Auftreten von polyzyklisch sich ausbreitenden, von einem feinen weißen Saum begrenzten Erosionen von der beim Tripper vorkommenden oder der banalen Eichelentzündung unterscheidet.

Die Prognose der Balanitis ist, wie schon erwähnt, absolut gut.

Die Behandlung ist einfach; sie besteht bei nicht mit einer Phimose einhergehender Balanitis in Einpudern der Glans mit Talkum, Amylum, Dermatol oder ähnlichen Pulvern und Einlegen dünner Watteschichten. Besteht gleichzeitig eine entzündliche Vorhautverengerung oder ein Ödem derselben, so läßt man dauernd Umschläge mit essigsaurer Tonerde machen und den Vorhautsack mehrmals täglich mittelst einer Tripperspritze mit essigsaurer Tonerdelösung (1 : 10) oder mit 2%iger Borsäure ausspritzen. Geht die Phimose bei einer derartigen Therapie nicht nach 3—4 Tagen zurück, so muß man dieselbe dorsal inzidieren, woran man am besten dann eine Zirkumzision gleich anschließt.

Eine bestehende Paraphimose wird entweder unblutig (Klingelknopfgriff!) reponiert oder mittelst scharfer Durchtrennung des Schnürringes in der Dorsallinie des Penis und anschließender Zirkumzision beseitigt. Es muß dies jedoch möglichst frühzeitig geschehen, da sonst durch die Zirkulationsstörung eine Gangrän der Glans penis auftreten kann.

II. Die Entzündungen der Lymphdrüsen.

Beim akuten Tripper pflegen sich nicht selten die dorsalen Lymphgefäße des Penis zu entzünden. Manchmal finden sich an derartig erkrankten Lymphgefäßen, die man strangförmig durch die Haut hindurch fühlen kann, umschriebene Ausbuchtungen, die sog. Bubonuli die meist vereitern und dann inzidiert werden müssen. Nur selten setzt sich diese Erkrankung der Lymphgefäße beim Tripper bis auf die zunächst gelegenen Inguinaldrüsen fort. Erkranken aber auch diese, so kommt es zum sog. Tripperbubo, der sich gegenüber dem Bubo beim weichen Schanker dadurch auszeichnet, daß die Erkrankung einen verhältnismäßig langsamen und nur wenig schmerzhaften Verlauf nimmt und nur selten zu eitriger Einschmelzung des Drüsengewebes führt. Wenn diese erfolgt, dann muß man die Bubonen chirurgisch behandeln. Indes gelingt es meist, einen derartigen Ausgang durch Ruhe, Aussetzen der lokalen Behandlung, Umschläge mit essigsaurer Tonerde und kalten Kataplasmen zu vermeiden und die Entzündung zum Rückgang zu bringen.

III. Die Entzündungen des periurethralen Gewebes und der Schwellkörper.

Die harmlosesten Formen solcher periurethraler Entzündungen sind kleine, etwa hirsekorn- bis erbsengroße Knötchen, die sich häufig im Sulcus coronarius unmittelbar neben dem Frenulum, und zwar meist einseitig, seltener doppelseitig vorfinden. Sie sind wahrscheinlich auf Entzündungen zurückzuführen, die von einer der in der Fossa navicularis gelegenen ziemlich großen Littréschen Drüsen ausgehen. Sind übrigens die in den Labien des Orificium externum gelegenen Drüsen oder Lakunen gonorrhoisch affiziert, so sieht man diese beim Auseinanderfallen der Harnröhrenlippen als kleine hochrote Punkte, aus denen auf Druck Eitertröpfchen austreten. Meist sind denn auch die Labien stärker geschwollen und gerötet.

Vor allem aber kommt es im Innern der Harnröhre zur Bildung periurethraler Infiltrate dadurch, daß die Harnröhrenfollikel, die Littréschen Drüsen oder die Morgagnischen Lakunen, in die ja, wie wir wissen, die Gonokokken mit besonderer Vorliebe eindringen, dadurch entzündlich erkranken. Man kann dann derartig erkrankte Follikel oder Drüsen als kleine harte, meist ziemlich druckempfindliche Knötchen palpatorisch von außen her wahrnehmen.

An und für sich machen solche Entzündungen keine besonderen Beschwerden und werden bei entsprechender Therapie auch wohl meist wieder vollkommen resorbiert. Wird jedoch der Abfluß des Sekretes aus derartig entzündlich erkrankten Follikeln oder Drüsen irgendwie, z. B. durch entzündliche Schwellung oder Verklebung der Ausführungsgänge, gehemmt, dann kann es hier zur Bildung von Infiltraten kommen, indem die Gonokokken von hier aus in das umgebende Bindegewebe eindringen. Derartige periurethrale Infiltrate können nun immer weiter in das die Harnröhre umgebende Gewebe hineinwachsen und durch eitrige Einschmelzung abszedieren. Konfluieren nun mehrere derartige Infiltrate bzw. Abszesse und dringt der Prozeß noch weiter in die Tiefe vor, so können auch die Corpora cavernosa davon ergriffen werden. Es entsteht dann hier ein umschriebenes, meist größeres Infiltrat, das man deutlich als derben harten Knoten fühlt. Meist kommt es im weiteren Verlauf zu einer Vereiterung und es bildet sich unter leichter Fiebersteigerung ein größerer Abszeß aus, der schließlich, im günstigsten Falle, nach außen durchbricht und per granulationem heilt. Manchmal erfolgt aber auch der Durchbruch nach dem Innern der Harnröhre oder gleichzeitig nach innen und außen. Ist letzteres der Fall, so können unter Umständen schwer heilende Harnröhrenfisteln entstehen. Bei einem Durchbruch eines derartigen Abszesses nach der Harnröhre wird natürlich diese durch die meist in solchen periurethralen Infiltraten oder Abszessen noch vorhandenen virulenten Gonokokken von neuem infiziert. Durch den in die Abszeßhöhle und von da in das periurethrale Gewebe bzw. in die Schwellkörper eindringenden Urin kann es aber auch zu mehr oder weniger ausgedehnten Entzündungen des ganzen Schwellkörpers kommen, ja es kann sich meist unter ernsteren Störungen des Allgemeinbefindens (Fieber, Erbrechen, Schüttelfrost und heftigen lokalen Schmerzen) eine richtige Urininfiltration dieser Gewebe ausbilden. Meist spielen beim Zustandekommen derartiger, glücklicherweise seltenen Komplikationen Mischinfektionen mit anderen Bakterien, insbesondere mit Kolibazillen eine Rolle. Die periurethralen Infiltrate und Abszesse können natürlich an allen Stellen der Harnröhre lokalisiert sein.

Die erste Aufgabe einer zweckmäßigen Therapie derartiger Erkrankungen ist das, übrigens bei allen Komplikationen indizierte, sofortige Aussetzen der lokalen Behandlung und die Verordnung absoluter Ruhe. Ganz im Beginn einer entzündlichen Erkrankung der Follikel bzw. der Drüsen der Harnröhre, die selbstverständlich möglichst frühzeitig erkannt werden muß, können wir versuchen, durch kühle oder warme Umschläge, etwa mit essigsaurer Tonerde, die Entzündung zum Rückgang zu bringen oder die Abszedierung zu beschleunigen. Doch muß man sich hüten, zu viel Zeit mit einer derartigen konservativen Behandlung zu verlieren. Am besten ist es, derartige Infiltrate möglichst bald, auch wenn noch keine deutliche Fluktuation vorhanden ist, chirurgisch zu behandeln. Ist eine ausgesprochene Fluktuation vorhanden, so kann man sich mit einer Punktion des Abszesses begnügen. Am besten aber ist es stets, solche periurethrale Infiltrate und Abszesse mit dem Messer breit zu inzidieren, um dem Eiter Abfluß nach außen zu gestatten und so künstlich den, wie wir gesehen haben, günstigsten Ausgang eines derartigen Prozesses herbeizuführen. Die Wunde wird dann mit Jodoformgaze tamponiert oder, wenn nötig drainiert und weiterhin lege artis chirurgicae behandelt.

Kommen uns periurethrale Infiltrate erst im fortgeschritteneren Stadium, vor allen Dingen als größere Abszesse zu Gesicht, so muß man ohne zu zögern in der eben geschilderten Weise chirurgisch vorgehen. Insbesondere wenn schon Anzeichen einer beginnenden oder gar bereits eingetretenen Urininfiltration vorliegen, darf man nicht etwa Zeit mit Katheterisierungsversuchen oder Fluktuationsnachweis verlieren. In möglichster Eile wird der Patient in Steinschnittlage auf den Operationstisch gebracht, schnell desinfiziert und narkotisiert und dann in den meist mächtigen, die ganze Schambeingegend und das Perineum einnehmenden Tumor genau in der Mittellinie der Raphe perinei eingeschnitten (Lejars). Die stets breit anzulegende Schnittwunde wird dann so weit vertieft, bis uns ein Urinstrahl oder Eiter entgegenspritzt. Oft müssen wir 3—5 cm tief vordringen, ehe wir dies erreichen. Immer aber müssen und werden wir dann doch eine Flüssigkeitsansammlung vorfinden. Wenn wir uns bei unserem derartigen Vorgehen nach der Weisung Lejars nur immer genau in der Richtung der Raphe befinden, dann kann nichts passieren, wir können dann nichts verletzen und unbesorgt unseren Weg gehen, und dann immer und unbedingt den Herd eröffnen.

Eine besondere Art der Entstehung der periurethralen Infiltrationen bildet ferner die Infektion paraurethraler Gänge, die nicht selten in Form blindsackartiger Einstülpungen an den Labien des Orificium, am Rande der Vorhaut oder im Sulcus coronarius vorkommen. Nur selten münden diese Gänge in die Harnröhre, meist bilden sie kaum sichtbare Taschen. Gelangen nun Gonokokken in diese Taschen, so rufen sie hier Entzündungen hervor, die unter Umständen auf das angrenzende Gewebe übergreifen und hier breite und derbe Infiltrate erzeugen können. Aber auch ohne derartige Krankheitserscheinungen können sich hier die Gonokokken wie in einer Brutstätte lange, oft auch nach dem Abklingen einer akuten Urethritis virulent erhalten und immer wieder von hier aus durch Einwanderung in die Harnröhre ein Rezidivieren der Gonorrhöe verursachen. Man muß daher bei langdauernden oder immer rezidivierenden Gonorrhöen genau auf eventuelles Vorhandensein solcher urethraler Gänge nachsehen. Die Infektion derartiger Gänge wird meist leicht durch Druck auf die Glans erkannt, indem man dann ein Tröpfchen gonokokkenhaltigen Eiters an der betreffenden Stelle hervordringen sieht.

Das oft nicht leichte Aufsuchen und die gründliche Beseitigung derartiger gonorrhoisch infizierter paraurethraler Gänge ist eine Grundbedingung für die Heilung der Gonorrhöe. Die paraurethralen Gänge versucht man dann entweder durch Injektion einer 2%igen Argentum nitricum-Lösung zu veröden oder man exstirpiert sie in toto, eine Therapie, die besonders bei isolierter Strangbildung oder bei breiten Infiltraten stattzufinden hat.

In ganz feine paraurethrale Gänge führt man eine feine Silbersonde ein und zerstört sie auf derselben mittelst Kauterisation.

IV. Entzündung der Cowperschen Drüsen.

In analoger Weise wie die Littréschen Drüsen können nun durch die Einwanderung von Gonokokken auch andere drüsige Organe bei einer akuten Gonorrhöe der Harnröhre erkranken und deren Verlauf komplizieren. Bei einer akuten anterior erkranken auf diese Weise nicht selten die Cowperschen Drüsen, die unweit der Medianlinie nahe dem unteren Rande des Diaphragma urogenitale in die Muskelfasern des Musculus transversus profundi eingebettet sind und deren beide Ausführungsgänge in die Pars bulbosa der Harnröhre münden. Ist also der gonorrhoische Prozeß der Harnröhre bis zum Bulbus vorgedrungen, so besteht die Gefahr, daß die gonorrhoische Erkrankung von da auch auf die Ausführungsgänge dieser Drüsen und durch diese auf die Drüsen selbst übergeht. Und in der Tat ist dies, wie eben bemerkt, auch nicht selten der Fall. Da aber diese Erkrankung der Cowperschen Drüsen, besonders im Beginn und wenn der Prozeß keine größere Ausdehnung und Intensität annimmt, oft recht geringe subjektive und objektive Symptome zeitigt, so wird sie sehr oft übersehen. Macht man sich aber zur Regel, bei jedem Gonorrhoiker wiederholt die Gegend der Cowperschen Drüsen abzutasten, so werden auch diese Formen einer akuten gonorrhoischen Cowperitis nicht unbemerkt bleiben.

Bei einer derartigen Untersuchung geht man in der Weise vor, daß man mit dem Zeigefinger einer Hand in das Rektum eingeht und den unteren Rand der Prostata nach dem Perineum hin abtastet, indem man sich dieses von außen her mit dem Daumen derselben Hand entgegendrückt. Bei leichten Graden einer gonorrhoischen Entzündung der Drüsen, die meist nur einseitig besteht, fühlt man dann hier eine, dicht neben der Raphe perinei gelegene Geschwulst von Erbsen- bis Bohnengröße. Ist die Drüse stärker, aber allein erkrankt, so bildet diese Geschwulst einen scharf umschriebenen ei- oder birnförmig gestalteten Tumor von derber Konsistenz und glatter Oberfläche. Ist aber auch das umgebende Gewebe mit von der Entzündung ergriffen, dann ist die Geschwulst unscharf begrenzt, ihre Konsistenz ist teigig weich bis derbelastisch oder auch, bei besonders ausgeprägter periglandulärer Entzündung, bretthart. Von außen sieht man dann in der Dammgegend eine umschriebene oder diffuse einseitige Hervorwölbung, deren Höhe seitlich von der Raphe liegt, oft gerötet ist und mitunter deutliche Fluktuation zeigt. Eine derartig fortgeschrittene akute Cowperitis zeigt sich ferner an durch mehr oder weniger hohes Fieber und durch spontane, sich auf Druck steigernde Schmerzen in der Dammgegend, die unter Umständen den Patienten zwingen, mit gespreizten Beinen auf dem Rücken zu liegen.

Solche Formen einer akuten Cowperitis, bei denen es also schon zu einer Vereiterung und Abszedierung gekommen ist, endigen mit Durchbruch nach dem Damm oder führen, wenn dieser nicht erfolgt oder der Abszeß nicht rechtzeitig noch eröffnet wird, zu schweren, meist letalen phlegmonösen Erkrankungen dieser Gegend.

Leichtere Grade einer gonorrhoischen Entzündung der Cowperschen Drüsen pflegen sich unter Umständen spontan wieder vollkommen zurückzubilden oder aber die Erkrankung geht in ein chronisches, oft schleichend verlaufendes Stadium über, das dann die oft übersehene Ursache einer immer wieder rezidivierenden Gonorrhöe bildet.

Begünstigt wird das Zustandekommen einer gonorrhoischen Cowperitis, wie überhaupt alle bei einer Gonorrhöe auftretenden Komplikationen durch Verstöße des Patienten gegen die bekannten hygienischen und diätetischen Vorschriften, besonders durch

Exzesse in Baccho et in venere, und durch unzweckmäßige therapeutische Maßnahmen des Arztes.

Differentialdiagnostisch kommen hier vor allem die im vorhergehenden Kapitel beschriebenen periurethralen Infiltrate bzw. Abszesse in Betracht. Waelsch hat im Handbuch der Geschlechtskrankheiten nach den Angaben von Englih die bei differentialdiagnostisch in Betracht kommenden Erkrankungen folgendermaßen außerordentlich übersichtlich zusammengestellt, die ich deshalb hier auszugsweise wiedergeben will:

„1. Periurethritis in der Pars membranacea. Die Geschwulst breitet sich hier rasch aus und ist mehr länglich. Die Gegend der Pars membranacea erscheint nach vorne verbreitert, der Tumor erreicht nicht selten die Wand des kleinen Beckens und setzt sich direkt auf die Prostata fort, deren Umrisse undeutlich werden. Auch die Mastdarmwand selbst nimmt an der Entzündung teil.“ Besonders charakteristisch sollen Schmerzen in der Schambeinfuge sein und Ödem der Vorhaut und der Haut des Gliedes. „Bei eingetretener Vereiterung fühlt man Fluktuation vom Mastdarm aus, während die Gegend des Perineums höchstens eine leichte Rötung zeigt. Im Gegensatz dazu hat die Cowperitis meist die Tendenz, sich gegen die Haut des Perineums auszubreiten.

2. Entzündung des Bulbus. Die harte, in der Mitte gelegene, genau die Form des Bulbus zeigende, sehr schmerzhafte Geschwulst wird eventuell nur eine Verwechslung mit einer entzündlichen Schwellung der in der Mittellinie vereinigten Drüsen oder akzessorischer Lappen zulassen. Schwieriger ist die Unterscheidung dann, wenn die Entzündung auf die Umgebung übergegriffen hat. Bei Cavernitis liegt dann der größte Durchmesser der Geschwulst median, bei Cowperitis schief zur Raphe. Ist der Abszeß vom Damm her eröffnet, so liegt bei Cavernitis der Bulbus wie auspräpariert frei, während er bei einseitiger Cowperitis die innere Wand der Abszeßhöhle bildet.

Cavernitis corporis cavernosi penis: harte schmerzhafte, längliche Geschwulst am aufsteigenden Sitzbeinast. Schwieriger ist die Differentialdiagnose, wenn das umgebende Zellgewebe ergriffen ist. Selten fehlt hier ein gewisser Grad von Priapismus. Diese Entzündung hat die Tendenz, sich rascher an der Haut des Afters nach rückwärts auszubreiten.

3. Harnröhrenabszesse: diese bewirken bald Entzündung des Hodensackes.

4. Knochenerkrankungen, welche vom Tuber ischii oder vom aufsteigenden Schambeinast ausgehen: die Geschwulst sitzt dem Knochen fest auf, ist gewöhnlich hart und läßt sich durch eine Furche von der Prostata und der Pars membranacea trennen.

5. Geschwülste, welche von der Cowperschen Drüse ausgehen, zeigen keine entzündlichen Erscheinungen.“

Was nun die Therapie der akuten Cowperitis betrifft, so darf auch hier durch exspektatives Verhalten nicht zu viel Zeit verloren werden. Selbstverständlich muß man jede Lokalbehandlung aussetzen und strenge Bettruhe anordnen. Kurze Zeit kann man warme Sitzbäder und warme Umschläge auf die Dammgegend anwenden. Zeigt aber die Drüsenentzündung keine Neigung zur Resorption und vermutet man schon Eiterbildung, dann gehe man sobald als möglich chirurgisch vor, indem man in kleinere Drüsen eine Punktionsnadel einsticht und genau an der Stelle, wo man dadurch Eiter nachweisen kann, am Stickkanal mit dem Messer entlang geht und durch eine kleine Stichinzision die Drüse eröffnet, dem Eiter Abfluß verschafft und tamponiert. Größere Abszesse spaltet man breit auf der Höhe der Geschwulst durch einen Einschnitt, der seitlich schräg auf der Höhe der Geschwulst geführt wird. Der Patient befindet sich ebenfalls wieder in Steinschnittlage. Die Abszeßhöhle wird nach den Regeln der chirurgischen Wundbehandlung tamponiert oder, eventuell unter Anlegung von Gegenöffnungen drainiert.

V. Die akute Prostatitis gonorrhoica.

Ehe wir zur eigentlichen Besprechung des Krankheitsbildes und des Verlaufes einer akuten gonorrhoischen Entzündung der Prostata übergehen, wollen wir auch hier zuvor auf die normalen anatomischen und physiologischen Verhältnisse dieses Organs in Kürze eingehen.

Die Vorsteherdrüse, Prostata, bildet ein etwa walnußgroßes Organ, welches die Harnröhre nach Art eines Siegelringes umfaßt, „dessen breite Platte die untere, gegen das Rektum gekehrte Fläche der Urethra einnimmt, während der schmale ringförmige Abschnitt die Urethra kreisförmig umgibt (Finger)“. Doch nur in den seltensten Fällen ist dieses Organ so vollständig entwickelt; der obere Abschnitt der ringförmigen Partie ist meist nicht vollkommen geschlossen, „die prostatische Drüse umgibt dann in

Form eines sich nach oben zu verjüngenden Halbringes die Urethra unten und von den Seiten, läßt aber den oberen Abschnitt der Urethra frei" (Finger). Die Prostata besteht aus Drüsensubstanz, aus glatten Muskelfasern, die etwa den vierten Teil des Prostatakörpers ausmachen, und aus Bindegewebe, das relativ wenig elastische Fasern enthält. Die Drüsensubstanz setzt sich zusammen aus 30—50 verästelten tubulösen Einzeldrüsen, deren Zellen niedrige Zylinderzellen sind, die in einfacher Lage die Röhrchen auskleiden (Stöhr). Die Drüsen münden mit zwei größeren und einer Anzahl kleinerer Ausführungsgänge in die Harnröhre.

Durch den Eintritt der Ductus ejaculatorii wird die Vorsteherdrüse in einen mittleren und zwei seitliche Lappen geteilt.

Die Innenfläche der Prostataschleimhaut weist an der hinteren Wand den Samenhügel (Colliculus seminalis, Caput gallinaginis) auf, eine halbkugelige, nach vorn in eine Spitze auslaufende Hervorragung. Auf seiner höchsten Stelle besitzt der Colliculus eine birnförmige Vertiefung, den sog. Sinus prostaticus. Zu beiden Seiten der Öffnung dieses Sinus, zuweilen auch direkt in demselben, münden, ebenfalls auf der Höhe des Colliculus die Ductus ejaculatorii. Die Einmündungsstellen der Ausführungsgänge der Prostatadrüsen sind an beiden Seitenwänden der Prostata neben dem Colliculus, seltener auf demselben, als feine Öffnungen wahrnehmbar. Der Colliculus selbst besteht aus kavernösem Gewebe, durch dessen Schwellung die Urethra und somit der Weg nach der Blase hin vollständig verschlossen werden kann (Broesicke). Der Colliculus, die hintere Sphinkterwand und die Seitenwände der Prostata bilden die Fossa prostatica.

Das normale Sekret der Vorsteherdrüse ist dünnflüssig, nicht klebrig, milchig getrübt, von meist alkalischer (Waelsch) oder neutraler Reaktion. Es hat einen äußerst charakteristischen Geruch nach Kastanienblüte und verleiht, dem Sperma beigemengt, diesem den charakteristischen Geruch. Mikroskopisch untersucht findet man als auffallendsten Bestandteil eine Menge tropfenartiger Gebilde von verschiedenartigster Form und Gestalt (Kugeln, Stangen, Eiformen, Flaschen, Schollen) (Goldberg), die sich mit Anilinstoffen färben, Fettreaktionen geben und nach Fürbringer aus Lezithin bestehen. Außerdem enthält das Prostatasekret Epithelien aus den Harnwegen, aus den Drüsenausführungsgängen und aus den Drüsenalveolen, sowie geschichtete Amyloide. Letztere färben sich mit Jod braun und werden auf Zusatz von Jod und Schwefelsäure blau oder violett.

Zur Diagnose der entzündlichen Erkrankung der Prostata ist eine genaue Untersuchung dieses Organs notwendig und zwar hinsichtlich seiner Größen- und Konsistenzverhältnisse und bezüglich der Beschaffenheit seines Sekretes. Der palpatorische Befund wird digital vom Rektum aus erhoben, das Sekret durch gleichzeitige Expression der Prostata gewonnen.

a) Palpatorische Untersuchung: Die palpatorische Untersuchung der Prostata geschieht vom Mastdarm aus, in den der durch einen schmalen Streifen Guttaperchapapier (A. Herz) geschützte und gut eingefettete Zeigefinger unter leicht drehender Bewegung eingeführt wird. Zu achten ist hierbei durch Auseinanderziehen der Gesäßbacken mit der anderen Hand auf das eventuelle Vorhandensein von nässenden Papeln, Fissuren, schmerzhaften Hämorrhoidalknoten, sowie darauf, daß beim Einführen des Fingers nicht Haare mit hineingezerrt werden, da dies sehr schmerzhaft vom Patienten empfunden wird.

Die Untersuchung selbst kann in den verschiedensten Lagen des Patienten vorgenommen werden. Am gebräuchlichsten und, auch für den Patienten, bequemsten ist die Untersuchung im Stehen, bei vornüber geneigtem Oberkörper. Diese Untersuchung wird am besten in folgender Weise ausgeführt: Der Patient stellt sich vor dem auf einem Stuhle sitzenden Untersucher auf und beugt sich bei gespreizten und leicht gebeugten Knien möglichst weit vornüber. Mit den Händen stützt er sich entweder auf die Seitenteile eines Sitzes oder auf seine Knie. „Man kann auch auf diese Weise mit einem Zeigefinger von Durchschnittslänge (7½—8 cm den oberen Rand der Prostata für gewöhnlich gut erreichen und abtasten“ (Waelsch). Gleicherweise sehr empfohlen wird die Untersuchung in Rückenlage bei hochgelagerten bzw. im rechten Winkel gebeugten Unterschenkeln, ähnlich der Lage der Frauen bei gynäkologischen Untersuchungen. Wie hier, wird auch bei der Prostatauntersuchung in dieser Lage oft mit Vorteil die bimanuelle Untersuchung angewandt. Manche Kliniker bevorzugen bei der Untersuchung der Prostata die Knie-Ellenbogenlage.

Bei der Beurteilung des palpatorischen Befundes ist zu beachten, daß die Prostata auch normalerweise, besonders bei den verschiedenen Körperstellungen, in der Narkose, bei verschieden starker Füllung der Blase ihre Gestalt und Form ändert. „Man braucht sich nur zur Regel zu machen, jeden Gonorrhöekranken bezüglich seiner Prostata zu untersuchen. Man wird dann überrascht sein von den Verschiedenheiten an Größe, Gestalt und Konsistenz, welche die gesunde Vorsteherdrüse bietet“ (Waelsch).

Gewöhnlich fühlt man die gesunde Prostata als ein paariges Organ von derb-elastischer Konsistenz in der Größe einer Kastanie. Die beiden Seitenlappen sind nicht immer gleich groß und gleich geformt und lassen sich nur nach den Seiten und nach oben deutlich abgrenzen. Die mittlere Partie, der Isthmus, ist oft nur durch eine undeutliche seichte Furche von den beiden Seitenlappen getrennt.

Bei der digitalen Untersuchung der Prostata hat man auf folgende Punkte zu achten:

1. auf die Größe des Organs im allgemeinen und auf die ihrer beiden Lappen bzw. auf eventuelle Größendifferenzen derselben,
2. auf die allgemeine Konsistenz bzw. auf Konsistenzdifferenzen beider Lappen,
3. auf die Oberfläche des Organs,
4. auf die Druckempfindlichkeit der Prostata bei der Digitaluntersuchung, die normalerweise nur als unangenehm, nicht aber als schmerzhaft empfunden wird.

Ist eine eventuelle Schmerzhaftigkeit nur in der Mittellinie vorhanden und strahlt sie längs des Penis aus, so ist die hintere Harnröhre erkrankt, tritt sie aber auch bei der Betastung der seitlichen Partien auf, so ist nach Lebreton auch die Prostata affiziert.

Das Sekret der Prostata gewinnt man für die Untersuchung in der Weise, daß man das Organ mit dem Zeigefinger leicht von den Rändern her nach der Mitte zu massiert. Meist tritt schon während dieser Massage das Sekret in Form mehrerer Tropfen am Orificium externum zutage und kann da mittelst eines Objektträgers oder eines Uhrschälchens aufgefangen werden. Ist dies nicht der Fall, so darf man nicht etwa versuchen, durch Expression des Gliedes das Sekret herauszuquetschen, da ihm sonst leicht Bestandteile der Harnröhre (Eiterkörperchen, Gonokokken, bzw. Sekret der Harnröhrendrüsen) beigemengt werden und den Untersucher irreführen können. Es empfiehlt sich bei diesen Patienten dann die Methode der Dreigläserprobe anzuwenden, die dann hier in der Weise vorgenommen wird, daß der Patient seinen Morgenurin in der bekannten Weise in zwei Gläser entleert, aber noch einen kleinen Rest in der Blase behält. Auf diese Weise wird die Harnröhre von anhaftendem Sekret gereinigt. Nun massiert man in oben beschriebener Weise und fordert dann den Patienten auf, den Rest Urin in ein drittes Glas zu lassen. Das durch die Massage in die hintere Harnröhre deponierte Prostatasekret ist dann dieser Urinportion beigemengt.

Manche Patienten können nun, auch wenn sie noch Urin für das dritte Glas zurückbehalten haben, was keineswegs immer gelingt, nach der Massage nicht mehr Urin lassen. Man füllt dann die Blase, nach vorheriger Ausspülung der vorderen Harnröhre, mit Borwasser an und läßt dann urinieren. Der Resturin bzw. der Blaseninhalt wird dann leicht zentrifugiert und das Zentrifugat untersucht.

Noch sicherere Resultate erhält man, wenn man, nach dem der Patient allen Urin entleert hat, die Blase mit steriler Borlösung füllt, massiert und dann den Blaseninhalt in obiger Weise untersucht.

Man muß übrigens auch hier die mikroskopische Untersuchung in gleicher Weise wie bei der Untersuchung der „Tripperfäden“ möglichst bald vornehmen, um eine Zersetzung und Auflösung seiner Bestandteile zu vermeiden.

Die Prostatitis gonorrhoica entsteht nun durch Einwanderung des Gonokokkus in die Ausführungsgänge der Prostata. Die Entzündung betrifft zunächst die Ausführungsgänge und kann bei tieferem Eindringen auch die Drüsenschläuche ergreifen. Notwendig für das Zustandekommen einer Prostatitis ist demnach immer eine vorhergegangene oder gleichzeitig bestehende Erkrankung der hinteren Harnröhre. Daher wird wohl selten eine Entzündung der Prostata vor dem Auftreten einer Gonorrhoea posterior, also etwa in der dritten Woche, zu erwarten sein.

Die Entzündungen der Prostata teilt man in akute, subakute oder chronische Formen ein.

Wir haben uns einer allgemeinen üblichen Einteilung folgend, zunächst mit den akuten Formen einer derartigen Erkrankung zu beschäftigen, von denen die häufigste die Prostatitis catarrhalis ist. Waelsch fand in 94% seiner Fälle von akuter Urethritis posterior eine katarrhalische Prostatitis und auch bei anderen Autoren finden sich ähnliche Angaben. Der akute Katarrh der Prostata kommt dadurch zustande, daß Gonokokken, ähnlich wie in die Morgagnischen Lakunen und in die Littréschen Drüsen, auch in die Ausführungsgänge und in das Innere der Glandulae prostaticae gelangen und hier eine Entzündung hervorrufen können. Die Erkrankung selbst ist charakterisiert durch ihren oberflächlichen Sitz und dadurch, daß es im Verlauf dieser Erkrankung zu keiner nennenswerten Sekretansammlung kommt. Daher findet man bei einer akuten katarrhalischen Prostatitis auch bei einer Palpation der Prostata vom Rektum her in der Regel keine Veränderung dieses Organs bezüglich seiner Größenverhältnisse oder seiner Konsistenz. Meist läßt sich auch keine besondere Druckempfindlichkeit desselben feststellen. Aus eben diesen Gründen wird man diese Form einer akuten Prostatitis palpatorisch nur schwer oder besser überhaupt nicht feststellen können.

Die Diagnose kann nur gestellt werden durch eine genaue Sekretuntersuchung. Das Sekret gewinnt man am besten, wie schon oben beschrieben, durch die Dreigläserprobe. Waelsch rät aber mit Recht, bei bestehender Gonorrhoea posterior mit starker Trübung der zweiten Portion eine spezielle Untersuchung auf eine derartige Erkrankung der Vorsteherdrüse, die ja, wie wir wissen, in solchen Fällen von vornherein schon sehr wahrscheinlich ist, zu verschieben, bis sich der Urin der zweiten Portion wieder einigermaßen oder völlig geklärt hat. Da die Behandlung der akuten katarrhalischen Prostatitis, wie wir noch sehen werden, mit der der Gonorrhoea acuta posterior zusammenfällt, kann man ohne weiteres mit der Diagnosenstellung derselben etwas warten.

Schon makroskopisch unterscheidet sich das nach leichter Massage hier häufig an der Harnröhrenöffnung in Tropfenform erscheinende Sekret einer katarrhalisch erkrankten Vorsteherdrüse dadurch, daß es nicht, wie normales Sekret, eine feine, milchartige Emulsion darstellt, sondern einer wässerigen Aufschwemmung ungleich verteilter korpuskulärer Teile ähnlich sieht (Goldberg). Mikroskopisch betrachtet enthält dieses Sekret neben Schleim, Epithelien der Harnröhre und der Vorsteherdrüse vor allem zahlreiche Eiterzellen, und zwar fast ausschließlich polynukleäre Formen. Außer diesen Leukozyten finden sich auch mehr oder weniger reichlich eosinophile Zellen, vor allen Dingen aber stets Gonokokken, die teils intrazellulär, teils in Häufchen liegen.

Die zweite Form einer akuten gonorrhoischen Prostatitis ist, wenn wir der üblichen Einteilung der akuten Erkrankungsformen dieses Organs folgen, die Prostatitis follicularis, die sich im Anschluß an die eben beschriebene katarrhalische Entzündung entwickeln kann. Sie entsteht ebenfalls dadurch, daß Gonokokken durch die Ausführungsgänge weiter in einen oder in beide Drüsenlappen eingedrungen sind. Ein Eiterpfropf, eine desquamative Eiterung oder Schwellung der Wandungen eines Ausführungsganges verstopfen oder verschließen aber die Ausführungsgänge der Acini, so daß der Eiter an seinem Abfluß gehindert wird und stagniert. Die Gonokokken vermehren sich in demselben und die Entzündung greift, ähnlich wie bei den periurethralen Infiltraten, auch auf das die Drüse umgebende Gewebe über. Es entsteht dann auf diese Weise ein kleiner Abszeß, der palpatorisch, allerdings meist sehr schwer, als ein kleines linsen- bis erbsengroßes, auf Druck sehr empfindliches, in oder seitlich von der Medianlinie gelegenes derbes Knötchen diagnostiziert werden kann. Die follikuläre Prostatitis kann in jedem Stadium ihrer Entwicklung resorbiert werden, meist aber brechen die kleinen Abszesse in die hintere Harnröhre durch, indem sich der entweder den Ausführungsgang verstopfende Pfropf löst oder indem die Eiterung die Wand des Abszesses zerstört. Ist auf diese Weise der kleine Abszeß entleert, dann kann man mitunter an Stelle einer Erhebung eine kleine Delle digital feststellen.

Mit dem Durchbruch dieses Abszesses in die hintere Harnröhre kann der Krankheitsprozeß in der Prostata beendet sein. Die Abszeßhöhle füllt sich mit Granulationen und es entsteht an dieser Stelle eine umschriebene Narbe. Nicht selten aber kann dieser Krankheitsprozeß sich hier von neuem bilden, also rezidivieren, oder aber es kann auch die Entzündung von diesem Abszeß aus weitergehen, das interstitielle Gewebe sowie andere benachbarte Drüsenteile ergreifen und zu einer partiell suppurativen, ja zu der dritten Form, der akuten Prostatitis, zu einer ausgebreiteten parenchymatösen Prostatitis führen.

Die parenchymatöse Prostatitis kommt, wie eben bemerkt, dadurch zustande, daß die Gonokokken die Ausführungsgänge oder eine Abszeßwand durchdringen und das interstitielle Gewebe ergreifen. Eine follikuläre Entzündung der Prostata geht diesem Stadium der Erkrankung dieses Organs, die im akuten und subakuten, selten auch im chronischen Verlaufe einer Gonorrhöe auftreten kann, allerdings nicht immer vorauf.

Die parenchymatöse Erkrankung der Vorsteherdrüse ist gewöhnlich begleitet von einer rasch einsetzenden akuten, ödematösen Schwellung der Prostata, die aber in ihrem ersten Stadium nicht regelmäßig auffällige subjektive Symptome zu machen braucht. Meist aber klagen die Patienten über ein Druckgefühl im Mastdarm, über Schwere und Fülle und auch über Schmerz in dieser Gegend, ein Zustand, der in der Regel mit mehr oder weniger starkem Harn- und Stuhlgang verbunden ist (Waelsch). Fieber ist hier nur selten vorhanden.

Objektiv findet man bei digitaler Untersuchung dann stets einen oder beide Lappen der Vorsteherdrüse stark tumorartig geschwollen, prall gespannt und elastisch. Die Oberfläche ist meist vollkommen glatt. Die Drüse ist in diesem Stadium mäßig druckempfindlich, Sekret ist durch Massage wenig oder gar nicht erhältlich. Bei sehr umfangreichen derartigen Prozessen kann es schon in diesem Stadium zu Harnverhaltungen kommen.

Unter zweckentsprechender Behandlung kann sich dieses erste Stadium der parenchymatösen Prostatitis wie die eben besprochenen Formen nach 2—4 Wochen vollkommen zurückbilden oder in ein chronisches Stadium übergehen, oder aber es schließt sich dann unter Steigerung der subjektiven und objektiven Symptome und mit plötzlich, meist von Frösteln und Schüttelfrost begleiteter Temperatursteigerung das zweite Stadium an, das der beginnenden Abszedierung.

Anfallsweise tritt Harn- und Stuhldrang auf, der mit intensiven Schmerzen verbunden und meist durch die Größe des erkrankten Organs stark behindert ist. Aber auch spontan bestehen heftige Schmerzen in diesem Organ, die nach allen Richtungen (Harnröhre, Kreuz, Oberschenkel und Hodensack) ausstrahlen können.

Die Untersuchung per rectum ergibt eine starke tumorartige Anschwellung der ganzen Vorsteherdrüse oder nur eines Lappens derselben von stark gespannter, steinharter Konsistenz und zumeist glatter Oberfläche. Dieser „Tumor", der oft mit seiner Kuppe an die hintere Mastdarmwand anstößt und sich mit dem Finger nicht umgreifen läßt, fühlt sich heiß an und ist fast stets enorm druckempfindlich.

Diese Erscheinungen halten etwa 5—7 Tage an, dann kommt es in der Mehrzahl der Fälle zu einem Rückgang der Entzündungen, wobei sich gleichzeitig die subjektiven Beschwerden bessern.

Nun kann sich aber auch die Entzündung, anstatt allmählich abzuklingen, steigern und ihren Ausgang in Abszeßbildung nehmen. Dieses dritte Stadium der parenchymatösen Prostatitis, der Prostataabszeß, ist kenntlich durch eine weitere Steigerung der subjektiven Beschwerden (klopfende dumpfe Schmerzen im Rektum, Durst, trockene Zunge, Kopfschmerz, Appetit- und Schlaflosigkeit) und der Temperatur, die meist intermittierend, aber von abendlichen Schüttelfrösten begleitet ist. In diesem Stadium sind Harn- und Stuhlverhaltung bei bestehendem Harn- und

Stuhldrang besonders häufig, ja zuweilen kann die Harnverhaltung so hochgradig sein, daß Katheterismus oder, wenn dies unmöglich, eine Blasenpunktion notwendig ist.

Rektal läßt sich dann meist in dem harten Gewebe der Prostata eine erweichte, leicht fluktuierende Stelle wahrnehmen, die sich in den nächsten Tagen vergrößert. Wird der Abszeß in dieser Zeit nicht eröffnet, so erfolgt der Durchbruch des Eiters entweder nach der Harnröhre zu oder nach dem Rektum und, weniger häufig, nach dem Darm hin, oder aber es kommt, allerdings sehr selten, zu einer phlegmonösen Erkrankung des Beckenbindegewebes.

Bricht der Abszeß, entweder spontan oder, was nicht selten der Fall ist, bei versuchtem Katheterismus nach der Harnröhre durch, so geht plötzlich unter heftigen Schmerzen eine große Menge dicken blutigen Eiters aus der Harnröhre ab. Auch der nächste Urin enthält oft noch viel Eiter und ist blutig gefärbt. Harninfiltrationen, die nach der Perforation des Eiters in die Harnröhre durch den in die Abszeßhöhle eindringenden Urin hervorgerufen werden können, sind glücklicherweise sehr selten. Beim Durchbruch in das Rektum entleert der Patient plötzlich größere Mengen blutigen Eiters aus dem Mastdarm. Nach Jadassohn und Karo kann sich im Anschluß an solche Durchbrüche eine Rektalgonorrhöe entwickeln, die oft lange Zeit anhält. Im günstigsten Falle fällt nach einem derartigen Durchbruch des Eiters die Abszeßhöhle rasch zusammen, füllt sich mit Granulationen und heilt so oft nach verhältnismäßig kurzer Zeit mit narbigen Einziehungen in den vom Abszeß befallenen Partien der Vorsteherdrüse. Doch sind auch weniger günstige Ausgänge dieser Erkrankung möglich, indem sich besonders bei ungenügendem Abfluß des Eiters schon kurze Zeit nach dem Durchbruch unter neuem, oft von Schüttelfrost begleiteten Fieberanstieg ein neuer Abszeß bildet und die gleichen subjektiven Beschwerden veranlaßt. Dieser Vorgang kann sich in Form einer chronischen Prostatitis lange Zeit hindurch wiederholen.

Die parenchymatöse Prostatitis ist demnach eine sehr ernste Komplikation der akuten Gonorrhöe, die unter Umständen eine lebensgefährliche Erkrankung darstellen kann. Ségond beobachtete, wie Waelsch zitiert, bei 114 Fällen parenchymatöser Prostatitis bezüglich des Endausganges Heilung in 70 Fällen, Tod in 34 Fällen. In 10 Fällen blieben chronische Entzündungen mit Fistelbildung zurück. Unter 35 Fällen sah er nach einem Durchbruch des Eiters in die Harnröhre 10 Todesfälle, unter 43 in den Mastdarm durchgebrochenen 4.

Die Diagnose einer akuten Prostatitis kann in ausgeprägten Fällen nicht schwierig sein. Fassen wir die Anhaltspunkte, die diese Erkrankung dem Arzt bietet, noch einmal zusammen, so ergibt sich folgendes: Ist bei einer bestehenden akuten oder subakuten Gonorrhoea posterior bei der Dreigläserprobe die dritte Portion intensiver trübe, oder sind gar die letzten Tropfen, besonders nach vorausgegangener leichter Massage, rein eitrig und enthalten sie noch außerdem zahlreiche Gonokokken, so steht eine Erkrankung der Vorsteherdrüse wohl außer allem Zweifel. Wenn auch die digitale Untersuchung bei der katarrhalischen Prostatitis keinerlei pathologische Veränderungen hinsichtlich der Größe und Konsistenz der Drüse wahrnehmen läßt und wenn auch zur Diagnose der Knötchen- oder Dellenbildung bei der follikulären Entzündung schon ein geübter Finger notwendig ist, so wird doch eine in diesen Stadien der Prostataerkrankung schon vorhandene leichte Druckempfindlichkeit dieses Organs, sowie bestimmte, sich besonders in die Dammgegend bzw. in das Rektum verlegte subjektive Beschwerden den Arzt zu einer richtigen Diagnose führen. Bei beginnender oder gar schon ausgebildeter parenchymatöser Prostatitis aber wird neben den charakteristischen, oben ausführlich beschriebenen subjektiven Symptomen und dem mit quälenden Tenesmen verbundenen Harn- und Stuhldrang auch der tastende Finger die Vergrößerung, die Konsistenz und Druckempfindlichkeit der Drüse deutlich fühlen und damit die Diagnose sichern.

Was die Prognose einer akuten gonorrhoischen Prostatitis betrifft, so ist sie natürlich im allgemeinen je nach der Art dieser Erkrankung verschieden. Am günstigsten ist sie naturgemäß, wenn der Prozeß auf eine einfache katarrhalische Entzündung beschränkt bleibt, da hier meist bei geeigneter Therapie vollkommene Heilung in der Mehrheit der Fälle eintritt. Bei der zweiten Form, der Follikulitis der Prostata, lautet die Prognose quoad sanationem wohl ebenfalls günstig. Doch muß man sich hier immer bewußt sein, daß gerade bei dieser Erkrankung im Verlaufe der Heilung leicht unangenehme Folgezustände auftreten können. Sind nämlich diese kleinen follikulären Abszeßchen in der Nähe der Ductus ejaculatorii gelegen, so besteht einerseits die Möglichkeit, daß diese durch die sich hier nach der Entleerung des Follikels bildende Narbe verschlossen werden, so daß der Austritt von Sperma bei einer Ejakulation verhindert wird, andererseits aber können die Wandungen der eventuell bei der Entzündung in Mitleidenschaft gezogenen Ausführungsgänge durch bindegewebige Veränderungen zu weit werden und ihre Elastizität verlieren (Bruhns, Finger), so daß Spermatorrhöe auftritt.

Ernster ist die Prognose zu stellen bei der abszedierenden Prostatitis. Obwohl auch hier meist eine vollkommene und relativ folgenfreie Heilung eintritt, kann doch durch einen eventuellen Durchbruch des Abszesses nach dem Mastdarm zu die Gonorrhoe durch das Auftreten einer Rektalgonorrhöe kompliziert werden. Außerdem besteht ja auch, wie wir gesehen haben, immer bei dieser an und für sich schon schweren Form einer akuten Prostatitis die Gefahr einer septischen Allgemeininfektion, die unter Umständen letal endigen kann.

Die allerdings als sehr selten erwähnten schweren Komplikationen einer parenchymatösen Prostatitis, die periprostatitische Phlebitis und die periprostatitische Phlegmone geben natürlich auch quoad vitam eine recht dubiöse Prognose.

Bei allen Formen der akuten gonorrhoischen Prostatitis muß man selbstverständlich bei der Stellung einer Prognose noch daran denken, daß diese akuten Erkrankungen in ein chronisches Stadium übergehen können.

Die Therapie der akuten Prostatitis ist natürlich ebenfalls je nach der Art des jeweilig vorliegenden Krankheitsbildes verschieden.

Für alle Formen aber gilt zunächst das gleiche wie bei den anderen Komplikationen einer Gonorrhöe, nämlich sofort bei dem Auftreten derselben die strengste Bettruhe zu verordnen und, so lange akut entzündliche Erscheinungen vorhanden sind, jede Lokalbehandlung der Harnröhre auszusetzen. Daneben sorgt man gerade bei diesen Komplikationen durch blande Diät und eventuell mit Hilfe von Abführmitteln für einen leichten Stuhlgang.

Lokal verabreicht man feuchtwarme Umschläge und, wenn wegen der Schmerzen oder bei starkem Harndrang nötig, Morphium- oder Belladonnastuhlzäpfchen. Recht gut bewährten sich in leichteren Fällen einer akuten Prostatitis die Anwendung des Arzbergerschen Kühlapparates. Dieser Apparat, der aus einem kurzen, birnförmigen hohlen Metallstück besteht, das oben eine mit einem Irrigatorschlauch versehene Zuflußöffnung und am unteren Ende ein Ablaufrohr besitzt, so daß Flüssigkeit in demselben zirkulieren kann, wird ein- oder zweimal täglich bei Seitenlage des Patienten vorsichtig in den Mastdarm eingeführt. Je nachdem es der Kranke besser verträgt oder man Eiterbildung verhüten oder beschleunigen will, kann man dann aus einem Irrigator oder aus der Wasserleitung kaltes oder warmes Wasser zuleiten und dadurch 5—10 Minuten lang die Prostata dieser Temperatur aussetzen. In gleicher Weise günstig wirken oft warme (40° C) oder kühle Sitzbäder. Sieht man sich infolge einer durch eine starke parenchymatöse Prostatitis bedingten Harnverhaltung genötigt zu katheterisieren, so verwendet man am besten nicht einen weichen Nélatonkatheter, sondern einen sog. halbelastischen Katheter mit Beniquéscher Krümmung, da man zuweilen mit dem Nélaton nicht über die geschwollene Prostata hinweg in die Blase gelangen kann. Übrigens soll man, wie ich schon wiederholt bemerkt habe, solange als irgend möglich die Einführung eines Katheters in eine akut entzündete bzw. noch Gonokokken enthaltende Harnröhre unterlassen.

Fühlt man vom Rektum aus, daß ein stark fluktuierender und prall gespannter Prostataabszeß vorliegt, von dem man also annehmen kann, daß er bald zum Durchbruch nach dem Rektum zu kommen muß, und besteht gleichzeitig hohe Temperatur, dann zögere man nicht zu lange, denselben vom Mastdarm aus, am besten unter Einführung eines Rektalspekulums, zu inzidieren. Die Wunde wird dann nach Entleerung des Abszesses und eventueller Ausspülung derselben mit Argentum- oder Protargol-Lösung tamponiert und heilt meist per granulationem. Zuweilen muß man einen derartigen Abszeß nach ähnlicher Technik wie der bei periurethralen oder cowperitischen Abszessen auch vom Damm aus eröffnen.

Sind die akut entzündlichen Erscheinungen bei oben beschriebener konservativer Behandlung nun einigermaßen abgeklungen oder ist ein bestehender Prostataabszeß nach der Harnröhre durchgebrochen, so beginnt man vorsichtig mit der Lokalbehandlung dieser Komplikationen.

Zunächst wird die Prostata vom Rektum aus in gebückter Stellung des Patienten mit dem in oben beschriebener Weise geschützten Zeigefinger möglichst zart und leicht und ganz kurz in der Weise massiert, daß man von den Rändern her nach der Medianlinie der Prostata streicht. Verträgt der Patient diese Massage gut, so wird sie noch 1—2mal nach je 2—3 Tagen in derselben Weise wiederholt, wobei man gleichzeitig den Druck und die Dauer der Massage leicht steigern kann. Später wird dann die Massage in derselben Weise etwas intensiver etwa 2 bis 3 Minuten lang jeden 2. Tag vorgenommen.

Eine derartige Prostatamassage wird am besten möglichst bald mit antibakteriellen Massenspülungen kombiniert, wozu am zweckmäßigsten Albargin in Lösungen von 1 : 4000—1 : 1000 verwendet wird. Indikationen und Kontraindikationen sind hierbei natürlich dieselben wie bei der Behandlung der akuten Urethritis posterior, die ja, wie wir gesehen haben, bei einer Prostatitis immer mit vorhanden sein muß. Diese kombinierte Behandlung muß mehrere Wochen regelmäßig fortgesetzt werden. Im Verlauf einer derartigen Behandlung wird dann meist die Prostatitis in der Weise heilen, daß sich zunächst das anfangs rein eitrige Sekret der entzündeten Prostata verringert, allmählich mehr serös-schleimig wird und dann ganz versiegt. Gleichzeitig wird man auch palpatorisch feststellen können, daß die entzündlichen Verhältnisse sich rückbilden. Hand in Hand mit dem Schwinden der Prostatitis wird auch die Heilung der Urethritis posterior gehen, so daß sich schließlich auch die zweite Urinportion dann vollkommen klärt.

Wenn aber, was nicht selten vorkommt, selbst nach mehrwöchentlicher konsequenter Fortsetzung dieser Behandlungsmethode sich besonders eine katarrhalische Prostatitis nicht wesentlich bessert und vor allem die zweite Urinportion nicht klar wird, so empfiehlt es sich, auch hier die uns schon von der Behandlung der Urethritis posterior her bekannte Guyontherapie anzuwenden. Genau in derselben Weise werden dann auch an Stelle der Massenspülungen Instillationen entweder mit hochprozentigen Argentum- oder Protargol-Lösungen oder mit Kollargol, das in 2%iger Lösung eingespritzt wird, hier besonders gute Dienste tun. Eine derartige Guyonbehandlung darf aber, wie auch hier noch einmal besonders betont sein soll, nicht zu lange fortgesetzt werden, besonders wenn man Argentum-Lösungen verwendet. Derartige hochprozentige Höllensteinlösungen wirken nämlich stets auf die Schleimhaut stark ätzend ein, so daß diese sich mit einem Ätzschorf bedeckt, unter dem eventuell die Gonokokken nicht nur sich weiter entwickeln können, sondern auch gegen die Einwirkung der nachfolgenden Injektionen geschützt werden können. Auf diese Weise kann wohl der eitrige Zerfall sistieren und durch Klärung des Urins Heilung vorgetäuscht werden. Stößt sich aber nach Aussetzen der Behandlung der Koagulationsschorf ab, so dringen die Gonokokken wieder an die Oberfläche und erscheinen im Ausfluß.

Selbstverständlich muß man bei irgendwelchen Exazerbationen des Krankheitsprozesses, die jederzeit, selbst bei der gewissenhaftesten Behandlung einer Prostatitis auftreten können, diese Lokalbehandlung unterbrechen und wieder streng konservativ vorgehen.

VI. Die akute gonorrhoische Erkrankung der Samenblasen (Spermato-cystitis gonorrhoica).

Eine gonorrhoische Entzündung der Samenblasen kommt nur selten allein vor; meist entwickelt sie sich im Anschluß an eine Prostatitis oder an eine Epididymitis. Selbstverständlich kann sie nur entstehen, wenn die hintere Harnröhre gonorrhoisch erkrankt ist, da sie ja dadurch zustande kommt, daß Gonokokken durch die eben in die hintere Harnröhre mündenden Ductus ejaculatorii in die Samenblasen einwandern.

Pathologisch ist diese Erkrankung in der Regel charakterisiert als eine katarrhalische Entzündung, doch wird auch gelegentlich, ähnlich wie bei der Prostata, Vereiterung dieser Organe und Übergreifen des Prozesses auf das anliegende Gewebe beobachtet.

Die katarrhalische gonorrhoische Spermatocystitis verläuft häufig unter demselben Symptomenbild wie eine akute Prostatitis. Der Patient empfindet Druck und Völle in Dammgegend und mehr oder weniger heftige Schmerzen bei der Defäkation. Sehr häufig sind gerade bei dieser Erkrankung schmerzhafte Erektionen und Ejakulationen. Das Ejakulat ist zuweilen blutig gefärbt und enthält stets mehr oder weniger reichliche Eiterbeimengungen. Mitunter aber verläuft eine selbst akute gonorrhoische Entzündung der Samenblasen völlig symptomlos, so daß sie mit Sicherheit nur durch die Palpation vom Rektum aus und durch die mikroskopische

Untersuchung des exprimierten Inhaltes der Samenblasen gestellt werden kann.

Bei rektaler Palpation fühlt man nämlich fast immer bei einer derartigen Erkrankung der Samenblasen rechts oder links, manchmal auch beiderseits über der Prostata zwischen Rektum und Harnblase je einen länglich ovalen oder wurstförmig bis über fingerdicken, derben, häufig druckempfindlichen Tumor, der unter Umständen, bei Vereiterung, auch Fluktuation zeigen kann. Man muß jedoch bei einer derartigen Untersuchung mit dem Finger mitunter recht hoch hinaufgehen bzw. mit der Faust in den Damm tief eindringen, um die Gegend der normalerweise nicht fühlbaren Samenbläschen völlig abtasten zu können.

Will man den Inhalt der Samenblasen, also das Sperma mikroskopisch untersuchen, so massiert man zuerst die Prostata und läßt den Patienten urinieren, um so zunächst das auf diese Weise ausgedrückte Sekret dieser Drüse zu entfernen. Dann füllt man die Blase mit Borsäure, massiert bzw. exprimiert auf die gleiche Art die Samenblasen, läßt den Patienten die Blase wieder entleeren und untersucht ihren so gewonnenen Inhalt auf die Anwesenheit von Eiter und Gonokokken. Normalerweise darf dieses dann dem Blaseninhalte beigemengte Sekret keine Eiterkörperchen und selbstverständlich auch keine Gonokokken enthalten.

Die Prognose der gonorrhoischen Spermatocystitis ist gut, nur ist der Verlauf meist ein außerordentlich langwieriger. In der Regel tritt jedoch bei geeigneter Behandlung unter Rückgang aller Symptome eine Resorption ein. Doch kann bei Abszedierung auch ein Durchbruch nach dem Rektum und, allerdings sehr selten, nach der Bauchhöhle hin erfolgen, der dann eine letale Peritonitis zur Folge haben kann.

Die Therapie ist die gleiche wie bei der Prostatitis; sie wird vor allem mehr symptomatisch sein. Zu empfehlen sind kühle Umschläge, unter Umständen sogar die Eisblase auf den Damm und Kühlung des Mastdarmes mittelst des Arzbergerschen Kühlapparates. Bestehen heftige Schmerzen, dann werden wir zu Morphium oder Belladonnastuhlzäpfchen greifen. Nach Rückgang der akut entzündlichen Erscheinungen werden auch die Samenblasen gleichzeitig mit der Prostata massiert. Bei Abszedierung mit drohendem Durchbruch wird vom Rektum oder besser vom Damm aus inzidiert.

VII. Cystitis, Ureteritis und Pyelitis gonorrhoica acuta.

Bei dem Bestehen einer Erkrankung der hinteren Harnröhre gelangt, wie wir wissen, gonorrhoischer Eiter regelmäßig in die Blase, mengt sich dem Urin bei und erzeugt so das Phänomen der Trübung der zweiten Urinportion. Nun kann, allerdings nicht so häufig, wie man eigentlich annehmen sollte, dadurch eine gonorrhoische Erkrankung der gesamten Blasenschleimhaut, eine gonorrhoische Cystitis entstehen.

Eine derartige Erkrankung der ganzen Blasenschleimhaut, die glücklicherweise meistens nur die oberflächlichen Partien derselben ergreift, ist charakterisiert durch plötzlich auftretenden, recht quälenden Harndrang und durch eine meist sehr intensive und gleichmäßig eitrige Trübung der zweiten Urinportion. Im Gegensatz zu dem Verhalten der Trübung des Urins bei einer akuten Urethritis gonorrhoica zeigt die zweite Portion hier nicht die Schwankungen in der Intensität ihrer Trübung, die bekanntlich von den längeren oder kürzeren Pausen abhängen, die zwischen den einzelnen Urinentleerungen liegen. Subjektiv bestehen jedoch im allgemeinen die gleichen Empfindungen wie bei einer akuten Urethritis posterior, nur sind diese hier meist noch etwas gesteigert.

Blutungen sind, besonders bei starkem gonorrhoischem Blasenkatarrh, nicht selten; sie unterscheiden sich von der sog. terminalen Hämaturie, die wir mitunter bei einer akuten posterior beobachten können, dadurch, daß sie nicht erst am Ende der Miktion auftreten.

Mikroskopisch finden wir im Zentrifugat des Eiters der zweiten Portion Eiterkörperchen, Blasenepithelien, rote Blutkörperchen, Gonokokken und meist auch andere, in der Genitoanalgegend vorkommende Bakterien.

Einen gewissen differential-diagnostischen Wert hat bei ausgesprochener gonorrhoischer Cystitis die Dreigläserprobe. In solchen Fällen finden wir dann die erste Portion des Urins trüb, die zweite, welche ja die schon ausgespülte Harnröhre passiert, etwas klarer, während dagegen die dritte Portion, welche die auf dem Grunde der Blase abgelagerten Eitermengen enthält, wieder mehr getrübt erscheint.

Übrigens reagiert bei reiner gonorrhoischer Cystitis der Harn in der Regel sauer.

Eine gonorrhoische Erkrankung der ganzen Blasenschleimhaut ist, wie gesagt, nicht gerade häufig. Meist erkrankt nur die Gegend am oder um das Orificium urethrae internum. Eine derartige Erkrankung, die wir als Cystitis colli zu bezeichnen pflegen, ist allerdings im allgemeinen nicht von einer gewöhnlichen Urethritis posterior zu unterscheiden.

Die Prognose einer akuten Cystitis gonorrhoica ist gut, nur sollen einmal eingetretene derartige Erkrankungen zu einer leichteren Wiedererkrankung der Blase bei einer eventuell neu akquirierten Gonorrhöe disponieren.

Die Therapie besteht im akuten Stadium wie bei all den anderen Komplikationen einer Gonorrhöe in sofortigem Aussetzen der Lokalbehandlung und strikter Befolgung der diätetischen Maßregeln. Insbesondere muß die Diät eine möglichst reizlose sein; scharfe und saure Speisen sind zu vermeiden. Viel dünner Tee, insbesondere Bärentraubenblättertee und leichter Milchkaffee sind geboten. Kohlensaure und alkalische Wasser unterbleiben bei akuten gonorrhoischen Zystitiden am besten gänzlich.

Intern läßt man hier zweckmäßig Salol oder besser noch Urotropin (4—6 Tabletten à 0,5 g täglich) nehmen. Lokal empfehlen sich warme oder heiße Brei- oder Prießnitzumschläge um die Blasengegend, warme Sitzbäder und eventuell bei starkem Harndrang Narkotika in Form der Stuhlzäpfchen.

Gegen die Blutungen und den Harndrang kann man auch gute Wirkungen von der inneren Anwendung von Tannin und Opium beobachten, wenn man täglich 5—6 mal 0,10 Tannin mit 0,05 Pulv. opii verabreicht. Gegen den Harndrang wirkt besonders auch Belladonna vorzüglich. Um aber zu einem ausgesprochen günstigen Resultat zu gelangen, muß das Medikament bis zur Toleranz verabreicht werden. Das Sistieren des Harndranges pflegt sich nur einzustellen, wenn das Mittel in so großer Quantität gegeben wird, daß es Mydriase der Pupillen hervorruft. Die beste Applikationsweise besteht in der Einführung von Mastdarmsuppositorien, von welchen jedes 0,05 Extractum belladonnae enthält (Wolff).

Reicht man mit der innerlichen Anwendung von Opium nicht aus und bleibt die Frequenz der Miktionen die gleiche, so schreitet man zu subkutanen Morphiumeinspritzungen. Weichen die Blutungen auch dem Tannin nicht, so kann nach Wolff Ergotin, Hydrastis canadensis, Hamamelis virginiana oder Eisenchlorid versucht werden.

Sehr günstig wird oft der entzündliche Zustand der Blase durch Anwendung von Quecksilbersalbe oder Quecksilberpflaster beeinflußt, wenn man Patienten z. B. ein 1½ qdm großes Unnasches Pflaster auf das Abdomen legt.

Sind die akutesten Krankheitserscheinungen abgeklungen, so beginnt man mit der direkten Behandlung der Blase durch lauwarme Ausspülungen derselben am besten gleich mit schwachen Argentum- (1 : 10—5000) oder Kalium hypermanganicum-Lösungen. Man führt diese Blasenspülungen in der Weise aus, daß man einen weichen, sog. Nélatonkatheter in die Blase einführt (hier trotz der Gonokokken!) und mittelst der großen Handspritze vorsichtig 100—150 ccm der Spülflüssigkeit injiziert. Hierauf läßt man die Flüssigkeit wieder ablaufen, injiziert wieder und wiederholt diesen Turnus so lange, bis die Lösung vollkommen klar abläuft.

Durch Übergreifen und Aufsteigen des gonorrhoischen Prozesses auf die Harnleiter und in das Nierenbecken können im Verlaufe einer akuten gonorrhoischen Cystitis auch diese Organe von diesem Krankheitsprozeß befallen werden. Es kommt dann zu einer akuten Ureteritis bzw. Pyelitis gonorrhoica. Diagnostisch ist eine derartige Erkrankung, im akuten Stadium wenigstens, nicht oder nur sehr schwer von einer akuten Cystitis zu trennen. Auch die Behandlung derselben ist im allgemeinen dieselbe wie die eines akuten gonorrhoischen Blasenkatarrhs.

VIII. Die Epididymitis und Funiculitis gonorrhoica.

In derselben Weise wie die Spermatocystitis kommt eine gonorrhoische Entzündung des Nebenhodens, die Epididymitis, und des Samenstranges, die Funiculitis, zustande, indem nämlich bei einer bestehenden Urethritis posterior Gonokokken in die Ductus ejaculatorii eindringen und von da in das Vas deferens und in die Epididymis gelangen.

Die Epididymitis ist eine der häufigsten Komplikationen der akuten Gonorrhöe, deren Zustandekommen ebenso wie das aller anderen Komplikationen begünstigt wird durch unzweckmäßiges Verhalten der Patienten, durch mechanische oder sexuelle Reizungen des Genitaltraktus oder durch unrichtige ärztliche Behandlung, insbesondere durch zu frühzeitige Einführung von Instrumenten in eine gonorrhoisch affizierte Harnröhre.

Eine gonorrhoische Epididymitis tritt meist erst 2—3 Wochen nach dem Entstehen einer akuten Gonorrhöe auf.

Eine derartige Entzündung des Nebenhodens pflegt in der Mehrzahl der Fälle außerordentlich akut einzusetzen. Als erstes Symptom treten gewöhnlich plötzliche stechende oder ziehende Schmerzen in der Leistengegend, im Samenstrang oder in einem Hoden auf, die besonders beim Gehen und Stehen zunehmen. Mitunter hat der davon Betroffene das Gefühl als ob ihm „ein Stück glühendes Blei in den Hodensack gefallen sei". Gleichzeitig fühlt der Patient meist beim Betasten seines Skrotums an dieser Stelle neben dem Hoden einen kleinen, oft nur kirschgroßen, aber außerordentlich druckempfindlichen Tumor. Dieser Tumor schwillt rasch an und in kurzer Zeit, in der Regel schon nach 1—2 Tagen, hat das Krankheitsbild sein Höhestadium erreicht. Der Tumor ist dann nicht selten bis zu Faustgröße ausgebildet und so druckempfindlich, daß auch die leiseste Berührung dem Kranken heftige Schmerzen verursacht. Er überdeckt den in der Regel völlig normalen und nach hinten gelagerten Hoden in dieser Zeit meist vollständig, so daß dieser nicht oder nur mit Mühe und unvollständig in dieser Schwellung abgetastet werden kann.

Die Palpation wird größtenteils noch dadurch erschwert, daß infolge einer, wahrscheinlich durch Gonokokkeneinwanderung hervorgerufenen Entzündung der Tunica vaginalis ein seröser Erguß zwischen die Blätter der Tunica eintritt. Die Form des vergrößerten harten Nebenhodens, die dann erst nach einigermaßen erfolgter Resorption dieses Ergußes palpierbar ist, ist etwa nierenförmig, die Konturen sind nicht gleichmäßig abgerundet, sondern, zumal am Hilus, in dem der normale weiche Hoden liegt, kantig. Die Haut des Skrotums ist über dem erkrankten Hoden gerötet, ödematös, bei größerer Ausdehnung glatt, gespannt und fühlt sich heiß an. Nicht selten ist diese auch mit dem erkrankten Organ stellenweise verlötet.

Stärkerer gonokokkenhaltiger Ausfluß aus der Harnröhre schwindet oft mit oder kurz nach dem Beginne einer derartigen Erkrankung des Nebenhodens.

Sind diese Erscheinungen nun einigermaßen ausgebildet, so ist es den Patienten fast unmöglich, noch zu gehen, da stets heftige Schmerzen vorhanden sind, die durch Druck und Berührung der Kleider und Oberschenkel oft bis zur Unerträglichkeit gesteigert werden. Beim Gehen beschreiben die Patienten mit dem Oberschenkel der erkrankten Seite meist einen möglichst weiten Bogen um das Skrotum, um den kranken Nebenhoden vor Berührung zu schützen. Auf diese Weise kommt ein für die Nebenhodenerkrankung außerordentlich charakteristischer Gang zustande. Im Ruhen liegen sie am liebsten auf dem Rücken mit gespreizten und adduzierten Oberschenkeln da.

Ein konstanter und außerordentlich charakteristischer Begleiter einer akuten Epididymitis ist ziemlich hohes Fieber, das nicht selten 40—41^{0} erreicht und auf dieser Höhe einige Tage anhält. Eine weitere gewöhnlich vorhandene Begleiterscheinung ist hartnäckige Stuhlverstopfung. Nicht selten, besonders bei gleichzeitiger Funiculitis, treten auch Zeichen einer peritonitischen Reizung auf, wie heftige Schmerzen im Bauche, Erbrechen und Kollapserscheinungen.

Obwohl nun, wie wir wissen, die Gonokokken das Vas deferens passieren müssen, um in die Epididymis zu gelangen und hier diese Krankheitserscheinungen auszulösen, ist doch nicht immer der Samenstrang selbst gonorrhoisch affiziert. Ist dies aber der Fall, bildet sich eine gonorrhoische Deferentitis bzw. Funiculitis aus, so fühlt man dann das Vas deferens als runden, etwa bleistift- bis fingerdicken, meist sehr druckempfindlichen Strang, den man übrigens auch vom Rektum aus hinter der Prostata palpatorisch wahrnehmen kann. Meist strahlen dann die Schmerzen bis über die Leistengegend in die Bauchhöhle hinein aus.

Nach einigen Tagen schon pflegen nun aber bei geeignetem therapeutischen Vorgehen diese akuten Erscheinungen wieder abzuklingen. Vor allem vermindert sich bald die Schmerzhaftigkeit und auch die Schwellung des Nebenhodens und des eventuell mitbeteiligten Samenstranges geht zurück. Insbesondere resorbiert sich meist bald der Erguß in der Tunica vaginalis, so daß man den erkrankten Hoden vom gesunden in der oben beschriebenen Weise jetzt leicht palpieren kann. Druckempfindlichkeit und Schwellung gehen ebenfalls innerhalb der nächsten 14 Tage bis 3 Wochen immer mehr zurück. Zu einem vollständigen Schwinden dieser Krankheitserscheinung kommt es jedoch in dieser Zeit noch nicht; eine gewisse knotenförmige derbe Verdickung, insbesondere der Schwanzgegend der Epididymis bleibt in der Regel noch monatelang, mitunter auch dauernd bestehen. Eine Abszedierung der gonorrhoisch erkrankten Epididymis mit Durchbruch nach außen ist selten, noch seltener eine Vereiterung einer gonorrhoischen Funiculitis mit Perforation durch die Bauchwand.

Wie schon gesagt, ist der Hoden bei einer bestehenden Epididymitis meist vollkommen gesund; nur selten kommt es von einer gonorrhoischen Epididymitis aus zur Entwickelung eines Hodenabszesses oder zur Gangränbildung in diesem Organ (Buschke, Mulzer).

Die Entzündung befällt gewöhnlich nur einen Nebenhoden, äußerst selten beide zu gleicher Zeit. Dagegen kommt es häufiger vor, daß einer nach dem andern erkrankt. In solchen Fällen sieht man dann häufig den zuerst befallenen Nebenhoden wieder erkranken, nachdem die Entzündung im zweiten abgelaufen ist. Diese Art der Erkrankung kann sogar in kurzer Zeit mehrmals rezidivieren, indem sie immer wieder von der einen auf die andere Seite übergeht. Nach dem Abklingen der akuten Entzündungserscheinungen stellt sich übrigens meist auch wieder gonokokkenhaltiger Ausfluß aus der Harnröhre ein.

Wie aus dem bisher Gesagten hervorgeht, wird die Diagnose einer frischen gonorrhoischen Epididymitis leicht und ohne Schwierigkeiten zu stellen sein. Die starke tumorartige Schwellung der einen Hodengegend, die enorme Druckempfindlichkeit dieser Partie und die meist hohe Temperatursteigerung ergeben gleichzeitig mit einer bestehenden Harnröhrengonorrhöe ein klares Bild. Auch im subakuten Stadium, wenn der charakteristisch geschwollene und noch mehr oder weniger druckempfindliche Nebenhoden deutlich vom gesunden Hoden abgrenzbar ist, wird die Art dieser Erkrankung nicht leicht zu verkennen sein. Weniger leicht dagegen ist die Diagnose, wenn die entzündlichen Erscheinungen abgeklungen sind und nur noch wenig oder gar nicht schmerzhafte knotenartige Residuen im Nebenhoden vorliegen. Hier kommen dann differentialdiagnostisch vor allen Dingen zwei Erkrankungen in Betracht: die Tuberkulose und die Syphilis des Nebenhodens. Beide Krankheiten nehmen aber immer einen langsamen und schleichenden fieberfreien Verlauf und sind mit nur geringen Schmerzen verbunden. Bei beiden kommt es zu viel weniger starker Schwellung des Nebenhodens, die bei der tuberkulösen Erkrankung meist eine höckerige Form annimmt. Bei dieser Erkrankung finden sich öfters, wie übrigens regelmäßig auch bei der Syphilis im Frühstadium, fast immer noch andere Zeichen der betreffenden Krankheit am Organismus. Handelt es sich um eine spätsyphilitische Erkrankung bzw. um ein Gumma, so ist zu bedenken, daß dann fast niemals der Nebenhoden allein, sondern meist auch der Hoden miterkrankt ist. Bei beiden Formen kann ferner noch der positive Ausfall der Wassermannschen Reaktion diagnostisch verwertet werden.

Differentialdiagnostisch kommen weiterhin hier noch in Betracht auch Epididymitiden, welche durch andere Bakterien hervorgerufen worden sind, die ja im Verlaufe einer durch sie hervorgerufenen katarrhalischen Entzündung der Harnröhre ebenfalls leicht in die Epididymis gelangen können. Derartige Erkrankungen des Nebenhodens verlaufen jedoch immer weniger stürmisch und rufen keine so intensive Schwellung hervor, wie man sie bei einer gonorrhoischen Epididymitis immer beobachtet. Aber auch bei vollkommen gesunder Harnröhre kann manchmal eine, meist leichte, mehr auf einem serösen Erguß beruhende ähnliche Erkrankung des Nebenhodens vorkommen, die unter Umständen auch zu leichter Knotenbildung in diesem Organ führen kann. Eine derartige Erkrankung des Nebenhodens, die übrigens meist einen noch leichteren klinischen Verlauf wie die eben besprochenen Formen dieser nichtgonorrhoischen Epididymitis nimmt, tritt manchmal auf, „als Folge von zahlreichen Erektionen und sexuellen Erregungszuständen, die nicht zum Abschluß führen und entstehen infolge der durch sexuelle Einflüsse bedingten akuten oder auch chronischen Hyperämisierung des Genitals, speziell des Nebenhodens“ (Bruhns). Diese Epididymitis erotica (Waelsch), auch „Bräutigamsepididymitis“ genannt, ist harmloser Natur, kann aber doch häufig rezidivieren und zu chronischen Infiltraten im Nebenhoden führen. Hierher gehören übrigens auch leichter oder stärker ziehende Schmerzen im Samenstrang, die nicht selten bei völlig gesunden Individuen aus eben denselben Gründen aufzutreten pflegen.

Im Anschluß an irgend ein Trauma bei manchen Infektionskrankheiten und insbesondere im Verlaufe einer Parotitis (Mumps) kann es unter Umständen auch zu ähnlichen Erkrankungen des Nebenhodens kommen. Außer der dann fast regelmäßig gleichzeitig vorhandenen Erkrankung des Hodens entscheidet hier leicht die Anamnese.

Die Prognose ist bei der gonorrhoischen Epididymitis quoad sanationem immer gut zu stellen, nur braucht die Heilung stets eine mehr oder minder lange Zeit. Da aber infolge der Entzündung bei der Heilung im Nebenhoden Schwielenbildungen auftreten, so kann, wenn dadurch die Ausführungsgänge verschlossen werden, Oligo- bzw. Azospermie eintreten. Eine doppelseitige Epididymitis pflegt in etwa 96% Sterilität nach sich zu ziehen.

Bezüglich der Therapie gilt hier selbstverständlich wieder das gleiche, was wir bei allen anderen Komplikationen einer akuten Gonorrhöe fordern müssen, nämlich sofortiges Aussetzen der Lokalbehandlung, Bettruhe, Regelung des Stuhlganges und, wenn nötig, Narkotika. Nur intern werden wir Santyl, Folia uvae ursi oder Salol darreichen. Vor allen Dingen aber müssen wir hier für möglichste Ruhestellung des erkrankten Organs sorgen. Am zweckmäßigsten erreichen wir dies mittelst eines sog. „Hodenbrettes", einer etwa 50 cm langen und 15—20 cm breiten Schiene aus Holz oder Zinkblech, die in der Mitte einen halbkreisförmigen Ausschnitt trägt. In diesem Ausschnitt ruht auf der mit Watte gut gepolsterten und über die Oberschenkel bei Rückenlage des Patienten gelegten Schiene der erkrankte Nebenhoden. Während der Nachtzeit oder wenn dem Patienten das Liegen auf dem Rücken zu lästig wird, wird der Hoden entweder durch ein zweckmäßiges Suspensorium oder untergelegte Sandsäcke hochgehalten. Im akutesten Stadium, bei noch hohem Fieber, empfiehlt es sich, zunächst eine Eisblase auf den erkrankten Nebenhoden zu legen. Diese muß jedoch an einem besonderen Gestell dermaßen aufgehängt werden, daß sie nur leicht auf der erkrankten Partie ruht und keinerlei stärkeren Druck ausübt. Die Eisblase wird außerdem noch in ein Tuch eingeschlagen bzw. wird ein solches zwischen sie und die Haut gelegt, um Hautgangrän zu vermeiden. Bei bestehender Funiculitis bringt man eventuell eine zweite Eisblase in der gleichen Weise über der betreffenden Leistengegend an. Einer derartig intensiven Kältewirkung soll man aber Hoden und Nebenhoden nicht zu lange aussetzen, da sonst nicht selten stärkere Infiltrate in diesen Organen zurückbleiben, ja mitunter auch Gangrän derselben eintreten kann. Sobald als möglich versuche man daher zum Gegenteil überzugehen und möglichst heiße Umschläge anzuwenden. In der Regel werden diese nach einigen Tagen gut vertragen. Steigern sich unter ihrer Anwendung aber die Schmerzen, dann kehre man wieder zur Eisblase zurück, versuche aber nach kurzer Zeit dann immer wieder, ob nicht die Wärmeapplikation jetzt vertragen wird. Die warmen oder besser heißen Umschläge werden am besten mittelst eines Thermophors oder elektrischen Heizkissens, mittelst heißer Sandsäcke oder mittelst heißem, in ein Tuch eingeschlagenem Kartoffel- oder Leinsamenbrei vorgenommen. Diese Umschläge läßt man möglichst lange, mindestens aber zwei bis drei Stunden täglich liegen. Dazwischen kann man auch Prießnitzsche Umschläge mit essigsaurer Tonerde applizieren. Derartige, Packungen wendet man auch an, wenn man gezwungen ist, die Patienten ambulant zu behandeln. In solchen Fällen kann man auch die Applikation einer 40%igen Guayacolsalbe versuchen, die man auf Watte dick aufstreicht und für 24 Stunden auf die erkrankten Partien auflegt. Häufig aber wird durch eine derartige Medikation die Skrotalhaut sehr stark gereizt.

Erst wenn die Schmerzen fast vollkommen verschwunden sind und auch die Schwellung sich einigermaßen zurückgebildet hat, wird vorsichtig wieder die übliche Lokalbehandlung aufgenommen. Treten dabei aber wieder stärkere Schmerzen auf, so muß man dieselbe sofort wieder aussetzen. Die oft lange Zeit resistierenden nicht druckempfindlichen Verdickungen versucht man durch Anwendung von Jodkalisalbe zur Resorption zu bringen.

Um die zu dieser Zeit meist noch ziemlich erhebliche Schwellung des Nebenhodens schneller sich rückbilden zu lassen, kann man einen sog. Frickeschen Heftpflasterverband anlegen. Bei diesem Verband beginnt man in der Weise, daß man am Skrotum zunächst einen Heftpflasterstreifen zirkulär um den Samenstrang dicht über dem erkrankten Nebenhoden legt. Von hier aus werden dann longitudinale Streifen über den Pol des Hodens hinweg dachziegelförmig aneinandergelegt. Durch einige zirkuläre Streifen werden diese hierauf wieder fixiert, bis Hoden und Nebenhoden auf diese Weise vollkommen bedeckt sind. Lockert sich dieser Verband durch die beabsichtigte Abschwellung nach einem oder einigen Tagen, so legt man neue Zirkulärtouren an, um die Kompression wieder zu erhöhen. Für diesen Verband, der, wenn er mit genügender Festigkeit angelegt wird, meist recht befriedigende Resultate ergibt, muß man aber den richtigen Zeitpunkt abpassen. Treten stärkere Schmerzen oder Schwellungen auf, so muß er, um Druckatrophien zu vermeiden, sofort wieder abgenommen werden.

Restierende Infiltrate versucht man zweckmäßig durch Applikation von Ungt. kal. jodatum, Ungt. cinereum oder Tinct. jodi, die mit Tinct. Belladonnae verdünnt wird, zur Resorption zu bringen (Wolff).

X. Kapitel.

Die chronische Harnröhrengonorrhöe des Mannes.

Entsprechend unserer Definition der gonorrhoischen Erkrankungen der Schleimhäute werden wir unter einer chronischen Harnröhrengonorrhöe des Mannes eine chronisch verlaufende Entzündung der Schleimhaut dieses Organs verstehen, die durch die Anwesenheit von Gonokokken hervorgerufen bzw. dauernd unterhalten wird.

Klinisch gleicht dieses Krankheitsbild im allgemeinen dem Endstadium einer akuten Harnröhrengonorrhöe, das aber abnorm lange Zeit anhält, bzw. chronisch geworden ist. Hier wie dort bestehen meist nur geringfügige subjektive Beschwerden und auch objektiv ist in der Regel nicht viel nachzuweisen: ein klein wenig schleimig-eitriger Ausfluß, der oft so gering ist, daß er sich tagsüber nur durch eine leichte Verklebung des Meatus nachweisen läßt. Nur nach längerer Miktionspause also besonders nach der Nachtruhe, wenn er sich während dieser Zeit in der Harnröhre ansammeln konnte, dringt er auf Druck in Form eines kleinen weiß-gelblichen Tropfens, „Bonjour-Tropfen“, auch „goutte militaire“ genannt, aus der Harnröhrenöffnung. Dann ist vielleicht auch die erste Urinportion leicht eitrig getrübt. Bei späterem Urinieren aber erscheinen meist beide Urinportionen vollkommen klar, nur etwas findet man bei der chronischen Gonorrhöe regelmäßig in ihnen, was aber dem aufmerksamen Arzte sofort den Verdacht auf eine bestehende chronische Gonorrhöe hervorrufen muß, nämlich mehr oder wenig zahlreiche Tripperfäden. Alle anderen objektiven sowohl wie subjektive Zeichen einer bestehenden Gonorrhöe können im chronischen Stadium derselben fehlen.

Nicht selten treten aber im Verlaufe einer chronischen Gonorrhöe Exazerbationen auf, die dann ganz dem Symptomenbild der akuten Gonorrhöe ähneln können. Ein derartiges Aufflammen eines veralteten gonorrhoischen Prozesses wird vor allen Dingen durch sexuelle Exzesse, aber auch durch übermäßigen Genuß von Alkohol verursacht, und kann dann unter Umständen eine neue Infektion vortäuschen. Mitunter kann aber auch ein chronischer Tripper dauernd ähnlich intensive Erscheinungen, insbesondere eine stärkere eitrige Sekretion hervorrufen und dann wie eine subakute Gonorrhöe verlaufen.

Unter allen Umständen wird man aber, wie schon gesagt, nur dann von einer echten chronischen Gonorrhöe sprechen können, wenn man, ganz wie bei der akuten Gonorrhöe, in den Sekretionsprodukten Gonokokken mit Sicherheit nachgewiesen hat. Bei spontanen Exazerbationen der chronischen Gonorrhöe oder in den von vornherein mehr akut oder subakut verlaufenden Fällen wird man nun diese Mikroorganismen ohne weiteres in dem reichlich hier vorhandenen Sekrete auffinden können. Anders aber, wenn der Prozeß, wie es die Regel ist, so schleichend verläuft, wie oben beschrieben! Da findet man in dem spärlichen Sekret nur wenige Gonokokken, ja in vielen Fällen muß man mehrere Untersuchungen vornehmen und die Präparate genauestens durchmustern, ehe man die wahre Natur dieses Leidens erkennt.

Leider wird nun in der Praxis diese an und für sich selbstverständliche Forderung, durch deren Erfüllung allein wir imstande sind, die echte chronische Gonorrhöe von dem an und für sich harmlosen, eventuell auch chronisch verlaufenden gonorrhoischen Nachkatarrh und von anderen Reizungszuständen der Harnröhrenschleimhaut zu unterscheiden, nicht immer erfüllt! Von den Laien und leider auch von vielen Ärzten wird jede mehr oder weniger Eiterkörperchen mit sich führende chronische Sekretion der Harnröhre kurzweg als *„chronischer Tripper"* angesehen, *ohne Rücksicht darauf, ob sich in derartigen Sekreten Gonokokken auffinden lassen oder nicht.* Eine derartige irrige Ansicht wird meiner Annahme nach einmal dadurch gestützt, daß, wie bereits bemerkt, Gonokokken in den meist geringen Entzündungsprodukten einer chronischen Urethritis gonorrhoica auch nur in geringer Anzahl vorhanden sind und sich eben deshalb leicht dem Nachweise entziehen. Sodann aber gibt ihr vor allem anscheinend die Erfahrung des täglichen Lebens recht. Oft genug hören wir, daß Männer, die früher einmal einen Tripper akquiriert hatten und mit kaum noch wahrnehmbaren Resten desselben, denen sie keine besondere Beachtung mehr schenkten, in die Ehe gegangen sind, ihre Frauen gonorrhoisch infiziert haben. Selbstverständlich kann und muß das in allen Fällen eintreten, in denen tatsächlich noch Gonokokken zur Zeit des Eingehens der Ehe in dem spärlichen Sekrete vorhanden waren, die durch keine oder durch eine aus irgendwelchen Gründen nur unvollkommen ausgeführte Untersuchung nicht nachgewiesen worden waren. Vergessen wir aber nicht, daß ein „Wiederaufflackern eines alten Trippers", dessen Akquisition noch weit vor der Zeit der Ehe liegt, eine bequeme und leicht glaubbare Entschuldigung für einen außerehelichen Verkehr bietet, der eben zu einer *neuen* gonorrhoischen Infektion und zur Weiterverbreitung derselben durch den Gatten geführt hat. Auf ein Außerachtlassen einer derartigen Erklärungsmöglichkeit solcher mit Recht am meisten zu fürchtenden ehelichen Folgen einer echten chronischen Gonorrhöe bzw. auf eine zu große Leichtgläubigkeit seitens des Arztes gründet sich wohl auch in erster Linie die *Irrlehre von der Unheilbarkeit des Trippers* bzw. die vielfachen, auch statistisch erhärteten Angaben über die Häufigkeit der chronischen, infektiösen bzw. gonorrhoischen Urethritis des Mannes. Fand doch *Scholtz* bei eingehender bakteriologischer Untersuchung zahlreicher Fälle chronisch postgonorrhoischer Urethritiden, nur in höchstens 10% Gonokokken, und nach *Caspar* beläuft sich die Häufigkeit der echten chronischen Gonorrhöen gar nur auf 5—6% aller chronischen, nach einer akuten Gonorrhöe restierenden Harnröhrenentzündungen.

Ätiologie und klinisches Bild.

Wie wir bereits aus dem Vorhergehenden ersehen haben, wird die echte chronische Gonorrhöe ebenso wie die akute durch die

Anwesenheit von Gonokokken in der Harnröhre bedingt. Was aber vor allem den Krankheitsprozeß zu einem chronischen gestaltet, ist der Umstand, daß die Gonokokken in irgendwelchen der zahlreichen Schlupfwinkel verborgen sind, die ihnen, wie wir ja wissen, die vielen Falten und Buchten der Harnröhrenschleimhaut und die Drüsen und drüsigen Organe, deren Ausführungsgänge in die Harnröhre münden, bieten. Einmal hier während des akuten Prozesses eingedrungen, gelingt es oft nur schwer die Gonokokken wieder daraus zu vertreiben. Von derartigen Niststätten der Gonokokken aus wird aber der chronische Tripper unterhalten, in dem diese von hier aus entweder dauernd oder nur von Zeit zu Zeit auf die Schleimhautoberfläche gelangen und sich dem eben durch diese chronische Entzündung hervorgerufenem Sekrete beimengen. Daß diese Gonokokken, die sich bei einer chronischen Gonorrhöe im Sekrete der Harnröhrenschleimhaut oft nur spärlich vorfinden, etwa auch weniger virulent wären, wäre eine ganz falsche Annahme. Eine gewisse Abschwächung ihrer Virulenz mag allerdings in der Regel für das Individuum selbst, in dessen Harnröhre diese Gonokokken einen chronischen Tripper hervorrufen, bestehen, denn die Schleimhaut seiner Harnröhre reagiert ja meistens nur in Form einer leichten Entzündung auf ihre Anwesenheit. Trotzdem aber können wir bei eben diesen Kranken, wie wir bereits wissen, im Verlaufe ihrer chronischen Gonorrhöe hin und wieder Exazerbationen des gonorrhoischen Prozesses beobachten, die sich fast nicht von dem akuten Stadium unterscheiden. Für andere, gesunde Personen bewahren auch bei den langdauerndsten Gonorrhöen die Gonokokken ihre vollste Virulenz und vermögen bei einer ev. Übertragung stets eine akute Gonorrhöe mit typischer Inkubation und Verlauf zu erzeugen. Es ist bekannt, daß tripperkranke Ehegatten sich an ihre chronische Gonorrhöe, wenn diese nur leichte Reizerscheinungen hervorruft, so gewöhnen können, daß sie das Bestehen einer derartigen Krankheit kaum noch empfinden. Verkehrt aber einer derselben außerehelich mit einer anderen gesunden Person geschlechtlich, so wird diese, wenn, was die Regel ist, eine Infektion erfolgt, von einer akuten, in üblicher Weise verlaufender Gonorrhöe befallen.

Der chronisch-gonorrhoische Prozeß nun kann sowohl auf den vorderen als auch auf den hinteren Abschnitt der Harnröhre allein lokalisiert sein, oder es können beide zu gleicher Zeit davon ergriffen sein. Meist erkrankt aber, im Gegensatz zu der akuten Form, die Harnröhrenschleimhaut hier nicht in diffuser Weise, sondern der Krankheitsprozeß ist auf einzelne Krankheitsherde beschränkt.

Die subjektiven Symptome werden natürlich in erster Linie von der Intensität der katarrhalischen Erkrankung der Harnröhrenschleimhaut abhängen. Gleicht diese mehr dem akuten oder subakuten Stadium, was besonders bei Exazerbationen der Fall ist, so werden auch die Beschwerden, die der Patient empfindet, mehr denen einer akuten oder subakuten Gonorrhöe ähnlich sein. Besteht nur eine geringe Sekretion, so wird diese in der Regel auch nur geringe, ja nicht selten überhaupt keine Beschwerden hervorrufen. Besonders in Betracht kommt aber für den subjektiven Symptomenkomplex die Lokalisation des chronisch-gonorrhoischen Prozesses in der Harnröhre. Ist nur der vordere Abschnitt derselben erkrankt, so bestehen in der Regel leichtere oder stärkere Schmerzen beim Urinieren, die besonders an einer bestimmten Stelle der Harnröhre gefühlt werden. Mitunter ist diese Stelle auch mehr oder weniger deutlich druckempfindlich. Meist aber finden sich in solchen Fällen von reiner chronischer Anterior-Gonorrhöe, besonders bei einem schleichendem Verlaufe derselben, nur außerordentlich geringfügige subjektive Symptome. Anders, wenn der Prozeß auch auf den hinteren Teil der Harnröhre übergegangen oder nur hier lokalisiert ist, oder wenn was besonders häufig der Fall ist, die Prostata mitergriffen hat. In der Regel besteht dann ein eigentümlich dumpfes Druckgefühl, vor allem auch ein Kitzeln und Jucken in der Gegend der Prostata und im Damm und mehr oder weniger intensive, in die Kreuz- oder Dammgegend oder in die Samenstränge und Hoden ausstrahlende Schmerzen. Auch eigenartige, sowohl während und unmittelbar nach den Miktionen, wie auch in der Zwischenzeit in der Harnröhre auftretende stechende oder brennende Schmerzen sind vorhanden, die eigentümlicherweise meist in dem vordersten Teil der Harnröhre gefühlt werden, obwohl der chronisch gonorrhoische Prozeß, der sie bedingt, in der Regel nur in den hinteren Partien derselben nachzuweisen ist. Ähnliche stechende Schmerzen, die während einer Ejakulation in der Gegend der Prostata gefühlt werden, deuten darauf hin, daß eventuell durch eine chronisch-gonorrhoische Entzündung der Samenhügel selbst oder seine nächste Umgebung erkrankt ist. Da aber, um dies hier gleich zu betonen, alle diese subjektiven Symptome auch durch die Folgezustände einer Gonorrhöe, oder durch andere, nicht gonorrhoische, mehr oder weniger chronisch verlaufende Entzündungen dieser Gegenden hervorgerufen werden können, darf man bei einem derartigen Symptomenkomplex nicht ohne weiteres auf eine echte bzw. noch infektiöse chronische Gonorrhöe schließen. Insbesondere sind es narbige Veränderungen, sog. Strikturen in der Gegend der hinteren Harnröhre, die meist außerordentlich schleichend, viele Jahre nach einer akuten oder chronischen Gonorrhöe, wenn längst keine Gonokokken mehr in der Harnröhre verweilen, aufzutreten pflegen oder ähnliche pathologische Vorgänge in der Prostata, die meist recht ähnliche Beschwerden hervorrufen. Aber auch ohne daß jemals eine gonorrhoische Erkrankung der Harnröhrenschleimhaut vorlag, können besonders chronisch entzündliche Veränderungen am oder in der Nähe des Samenhügels, wie wir sie oft bei lange Zeit hindurch ausgeübtem sog. Coitus interruptus oder Onanie und dergleichen beobachten können, ganz ähnliche Folgezustände und nervöse Sensationen in der Genitalsphäre hervorrufen, die den Patienten oft außerordentlich quälen und beunruhigen, und nicht selten zu schweren neurasthenischen Erkrankungen, der sog. Neurasthenia sexualis führen. Wir würden, wollten wir alle diese Erscheinungen ohne weiteres als chronischen Tripper bezeichnen und daraus die folgerichtigen Konsequenzen ziehen, wie intensive antigonorrhoische Behandlung, Verweigerung des Ehekonsenses u. dgl., oft sehr schwerwiegende Irrtümer begehen.

Diagnose der chronischen Harnröhrengonorrhöe.

Eine exakte Unterscheidung zwischen einer chronischen Urethritis anterior und posterior kann nun aus diesen subjektiven Beschwerden meist nicht vorgenommen werden. Aber auch die bei den akuten Formen so prägnanten objektiven Symptome fehlen in der Regel im chronischen Stadium. Vor allen Dingen gibt uns hier nur selten, wie bei dem akuten Prozeß regelmäßig, die Zweigläserprobe eine sofortige exakte Diagnose. Wir wissen ja, daß das Prinzip der Zweigläserprobe darauf beruht, daß reichliches Sekret, das die Schleimhaut der Pars posterior absondert, in die Blase abfließt und sich dem dort befindlichen Urin beimischt. Wir wissen aber weiter, daß in den meisten Fällen der Prozeß der chronischen Harnröhrengonorrhöe sich dadurch auszeichnet, daß nur eine geringe Sekretion der Schleimhaut stattfindet. Mit Recht macht daher Finger darauf aufmerksam, daß dieses geringfügige Sekret, auch wenn es in der Pars posterior gebildet wird, nicht in die Blase bzw. in den sich dort befindlichen Urin gelangt. Sekret oder Fäden werden bei der chronischen Gonorrhöe stets in der ersten Urinportion erscheinen, mögen sie in dem vorderen oder dem hinteren Teile der Harnröhre gebildet werden. Voraussetzung ist natürlich, daß die Gläserprobe selbst richtig vorgenommen wird. Uriniert der Patient z. B. nur wenig in das erste Glas, so reicht diese Menge oft nicht aus, alle Fäden wegzuspülen und dann findet man natürlich derartige Gebilde auch in der zweiten Urinportion.

Man hat nun weiterhin vielfach versucht, aus der Beschaffenheit und Form der Filamente auf die Lokalisation des gonorrhoischen Prozesses schließen zu können. Einen praktischen Wert hat aber eine derartige Unterscheidung nicht, nur die Fäden, die aus den kleinen prostatischen Drüsen bzw. aus ihren Ausführungsgängen stammen, unterscheiden sich von den übrigen mit einiger Sicherheit dadurch, daß sie häkchenartig gekrümmt sind (Fürbringer). Diese Gebilde sowie übrigens alle Sekrete, die aus seitlich in die Harnröhre mündenden Kanälen (Prostata, Samenbläschen) herstammen, werden nach Finger erst mit dem letzten Urintropfen durch die Kontraktion der Prostatamuskulatur ausgepreßt. Findet man derartige Fäden in der zweiten Urinportion, so kann man demnach hieraus auf eine Mitbeteiligung dieser Drüsen schließen, die ja, wie wir gesehen haben, ebenfalls chronisch-gonorrhoisch erkranken können.

Eine einigermaßen genaue Diagnose der Lokalisation einer chronischen Gonorrhöe der Harnröhre ist nur möglich durch die sog. Endoskopie derselben, die im allgemeinen darauf beruht, daß man durch Einführung eines Tubus und eines kleinen elektrischen Glühlämpchens alle Partien der Schleimhaut der Harnröhre dem Auge zugänglich macht und so eventuell gonorrhoisch entzündete Partien in den verschiedenen Abschnitten derselben eruiert. Da hierzu aber eine genaue und schwierige Technik und eine große Übung gehört, um derartige Prozesse zu erkennen und vor allem sie mit Sicherheit von anderen, ähnlichen, aber nicht durch Gonokokken hervorgerufenen zu unterscheiden, so muß eine derartige Untersuchung dem Spezialarzt überlassen werden und kann nicht in das Gebiet des praktischen Arztes fallen.

Eine weitere Lokalisationsmöglichkeit des chronischen Prozesses in der Harnröhre bietet noch die Untersuchung derselben mittelst der Knopfsonde (bougie à boule), einer elastischen dünnen Sonde, die an einem oder an beiden Enden einen verschieden dicken, olivenförmigen Knopf trägt. Wird eine derartige Sonde in die Harnröhre eingeführt, so kann man jeden Widerstand fühlen, den etwa ein in das Lumen der Harnröhre vorspringendes sog. gonorrhoisches Infiltrat dem Vorrücken des Knopfes bietet. Aber auch hierzu gehört, besonders um auch geringfügige derartige pathologische Veränderungen der Schleimhaut wahrzunehmen, eine spezielle Technik und große Übung, so daß auch diese Untersuchung meiner Ansicht nach für den Spezialisten reserviert bleiben muß. Zudem kann man mittelst dieser Untersuchungsmethode nicht ohne weiteres feststellen, ob es sich bei einem derartigen Infiltrat um ein gonorrhoisches, bzw. noch gonokokkenhaltiges Sekret handelt, oder ob hier nur die Folgen eines früheren gonorrhoischen Prozesses vorliegen. Der chronisch-gonorrhoische Prozeß ist nämlich charakterisiert durch allmähliche Umwandlung der im akuten Stadium auftretenden kleinzelligen Infiltration der Schleimhaut in Bindegewebe mit ausgesprochener Neigung zur Schrumpfung. Im Frühstadium dieses Prozesses, in sog. weichen Infiltraten, werden sich wohl noch regelmäßig Gonokokken vorfinden, bei Umwandlung derselben in Bindegewebe, bei der sog. Striktur der Harnröhre aber sind die Gonokokken meist schon geschwunden. Unter Umständen aber können wir noch die Knopfsonde verwenden, um festzustellen, ob sich vielleicht in den Drüsen oder Schleimhautfalten der vorderen Harnröhre Gonokokken befinden. Eine derartige Untersuchung, den sog. Crippaschen Versuch, nehmen wir in der Weise vor, daß wir, nachdem der Patient uriniert hat und wir die anterior eventuell noch unter nicht zu starkem Druck mit einer schwachen Borlösung ausgespült haben, die hier am besten nicht eingefettete Knopfsonde in die Harnröhre einführen und bis zum Sphincter externus vorschieben. Sodann wird der Penis auf die Bauchhaut gelegt, langgezogen und die Handfläche auf seine zentrale Seite ziemlich fest aufgelegt. Wenn man nun die Sonde langsam herauszieht, wird das eventuell in den Drüsen, Falten oder Lakunen vorhandene Sekret exprimiert und mit der Sonde hinter deren Kopf es sich ansammelt, entleert. In diesem Sekrete kann man dann manchmal noch mikroskopisch Gonokokken finden.

Für den praktischen Arzt wird es sich demnach weniger darum handeln in Fällen, wo er aus den eben besprochenen subjektiven und objektiven Symptomen eine chronische Gonorrhöe vermutet, mit Bestimmtheit zu erkennen, an welcher Stelle der Harnröhre sich diese Entzündung vorfindet und wie weit ein derartiger Prozeß fortgeschritten ist, als vielmehr darum, ob sich in der Harnröhre noch Gonokokken vorfinden oder nicht bzw. ob tatsächlich eine echte chronische Gonorrhöe vorliegt, oder ob es sich nur um einen nicht infektiösen und verhältnismäßig harmlosen Nachkatarrh handelt.

Demnach wird sich der praktische Arzt bei der Stellung seiner Diagnose vor allen Dingen überzeugen müssen, ob eine eventuell nur in der Frühe vor dem ersten Urinieren vorhandene Sekretion der Harnröhre Gonokokken enthält oder nicht. In gleicher Weise wird er die sich besonders im Morgenharn vorfindenden Filamente eingehend mikroskopisch untersuchen müssen. Findet er selbst bei wiederholter Untersuchung in diesen pathologischen Produkten keine Gonokokken, so darf er sich nicht etwa damit beruhigen und einen gonorrhoischen Prozeß ausschließen. Wir wissen, daß im Verlaufe einer chronischen Gonorrhöe infolge von Reizen irgendwelcher Art, welche die Harnröhrenschleimhaut treffen, mehr oder weniger starke Exazerbationen auftreten können. Waren in solchen Fällen vorher keine oder nur wenige und atypisch gelagerte Gonokokken vorhanden, so daß sich diese oft leicht dem Nachweis entziehen konnten, so sieht man jetzt, gelegentlich einer derartigen Exazerbation, sofort wieder massenhaft typisch gelagerte Gonokokken in dem dann auch reichlich wieder vorhandenen Eiter auftreten. Eine solche Exazerbation kann, bzw. muß der praktische Arzt nun künstlich hervorzurufen versuchen, wenn er aus der Sekret- oder der Fadenuntersuchung nicht mit absoluter Bestimmtheit festzustellen vermag, ob eine echte chronische Gonorrhöe vorliegt oder nicht. Einen leichten und wenig eingreifenden derartigen Versuch bildet die Aufforderung, die man zunächst an solche Patienten stellen kann, einmal viel helles Bier, Likör oder besonders auch Sekt zu trinken und am anderen Tage nach einem derartigen Exzeß in Baccho zur mikroskopischen Untersuchung des eventuell dann gesteigert vorhandenen Ausflusses zu kommen. In manchen Fällen ist schon eine derartige Maßnahme von Erfolg begleitet, zumal wenn der betreffende Patient in Rücksicht auf sein Leiden bisher mehr oder weniger abstinent gelebt hat.

Meist aber wird man zu stärkeren Mitteln greifen müssen, um eine Exazerbation provozieren zu können. Am besten eignet sich hierzu für den praktischen Arzt eine oder mehrere Janetspülungen der ganzen Harnröhre mit den bekannten antibakteriellen Mitteln in etwas stärkerer Konzentration. Am zweckmäßigsten wählt man hier etwa eine 1—2%ige Lösung von Argentum nitricum, Albargin oder Protargol, die ja bekanntlich in dieser Stärke ziemlich die Harnröhrenschleimhaut irritiert. Das sich bildende Sekret wird am anderen Morgen nach einer derartigen Ausspülung untersucht. Ein negativer Gonokokkenbefund, selbst in mehreren aus diesem Ausfluß hergestellten Ausstrichpräparaten, beweist noch nicht, daß keine Gonorrhöe vorliegt. Man muß dann eine zweite provokatorische Injektion mit einer eventuell noch konzentrierten Lösung vornehmen und in derselben Weise den Ausfluß mehrmals untersuchen.

Von den mechanischen Provokationsverfahren kann man in der Allgemeinpraxis dann noch unbedenklich dasjenige anwenden, das darin besteht, ein ziemlich dickes elastisches Bougie in die Harnröhre einzuführen, woselbst es etwa 10 Minuten unter gleichzeitiger leichter Massage des Penis liegen bleibt. Bei einiger Übung kann man auch zu diesem Zwecke eine mittelstarke Knopfsonde verwenden, wobei man beim Durchziehen derselben durch die vordere Harnröhre gleich den uns bereits bekannten Crippaschen Versuch anschließen kann.

Provokatorische Dehnungen mittelst Bougies aus Metall oder mit besonders konstruierten Dehnapparaten aber müssen unbedingt für den geübten Spezialarzt reserviert bleiben.

Hat man nun den eventuell erst nach derartigen provokatorischen Maßnahmen stärker auftretenden Ausfluß oder die vorhandenen Urinfilamente wiederholt mit einwandsfreiem, negativen Erfolg untersucht, so kann man mit einer gewissen Sicherheit einen nicht gonorrhoischen chronischen Harnröhrenkatarrh annehmen. Weicht dieser nicht völlig auf eine dann eingeleitete milde Behandlung oder vermutet man irgendwelche Infiltrate oder Strikturen, so überweise man den Patienten einem Spezialarzt zur exakten Eruierung der Schwere und der Lokalisation der Krankheit bzw. zur weiteren sachgemäßen Behandlung. Handelt es sich um die Erteilung des Ehekonsenses in derartigen Fällen, so hat, wie wir noch sehen werden, unter allen Umständen der Spezialarzt das letzte entscheidende Wort zu sprechen.

Ist der Gonokokkennachweis sofort oder erst nach Vornahme der eben besprochenen Provokationsmethoden positiv ausgefallen, so wird man ebenfalls derartige Fälle von echter chronischer Gonorrhöe dem Spezialarzt zuweisen müssen, da nur er durch mehr oder weniger komplizierte Methoden (Sondierung, Endoskopie, Urethrometrie) den gonorrhoischen Krankheitsprozeß hinsichtlich seines Sitzes und seiner Ausdehnung genau festzustellen vermag und eine auf diese Befunde sich gründende zweckmäßige Behandlung dieses Leidens einschlagen kann.

Doch wird auch der praktische Arzt versuchen müssen, sich wenigstens einigermaßen über die Lokalisierung des chronischen gonorrhoischen Prozesses zu orientieren. Mit der Zwei- oder Dreigläserprobe ist, wie wir wissen, da meist nicht viel zu erreichen. Wertvoller ist schon der Befund der ebenfalls schon besprochenen Fürbringerschen Häkchen im Urin, da diese ja mit einiger Sicherheit eine Mitbeteiligung der Prostata bzw. deren Ausführungsgänge anzeigen. Da diese sowie alle anderen mit der Harnröhre irgendwie in Verbindung stehenden Sexualorgane, je auch chronisch gonorrhoisch erkranken können, so wird man sich so viel als möglich Klarheit darüber verschaffen müssen, ob dies der Fall ist oder nicht. In erster Linie ist hier eine genaue Abtastung aller dieser Organe notwendig. Man wird sich davon zu überzeugen haben, ob etwa periurethrale Gänge oder peri- bzw. paraurethrale Infiltrate vorliegen, ob die Cowperschen Drüsen deutlich zu fühlen, also eventuell erkrankt sind, ob Hoden und Nebenhoden intakt und vor allem ob die Prostata oder die Samenblasen irgendwie pathologisch verändert sind.

Gerade wenn letzteres der Fall ist oder wenn man es nur vermutet, so wird man unter allen Umständen ebenfalls genau zu erforschen haben, ob das Sekret dieser Organe Gonokokken enthält oder nicht. Eine derartige Untersuchung, auf die wir übrigens gelegentlich der Erteilung des Ehekonsenses noch einmal zu sprechen kommen werden, wird am besten folgendermaßen ausgeführt:

1. Besichtigung und Palpation des ganzen äußeren Genitales (Achten auf Ausfluß, Beschaffenheit und Farbe desselben, auf Balanitis und balanitische Erosionen, auf luetische oder schankreuse Manifestationen oder Reste derselben [weißliche Narben]). Ferner Forschen nach paraurethralen Gängen, para- oder periurethralen Infiltraten, entzündlichem Ödem, Phimosis, Lymphangitis, Empfindlichkeit der Cowperschen Drüsen [Druckstelle!], Epididymitis, Phthyrii).

2. Entnahme des Urethralsekretes (Abwischen des Orificium externum, vom Damm an das Glied entlang mit Daumen und Zeigefinger streichen) und mikroskopisches Präparat.

3. Urinuntersuchung mittelst der Zweigläserprobe (nur peinlich saubere Gläser verwenden!). In das erste Glas etwa zwei Drittel, ins zweite den Rest. Harnfilamente eventuell Sediment ebenfalls mikroskopisch untersuchen).

4. Untersuchung der Adnexe Urinieren, Ausspülung der vorderen Harnröhre bis zum Sphincter externus (mit 100—150 ccm Bor-, schwacher Albargin- oder Oxycyanatlösung). Eine Tripperspritze von 10—12 ccm Inhalt mit Kokain (0,5 : 150) injizieren, nach 5 Minuten recht langsam ca. 150 ccm der obigen Lösung in die Blase mittelst Handspritze einspritzen. In Rückenlage des Patienten bei hochgestellten Beinen — wie bei einer gynäkologischen Untersuchung — digitale Untersuchung der Prostata (Achten auf Umgebung des Afters, äußere Form, Größen- und Oberfläche beider Lappen der Prostata, auf Konsistenz, Knötchen oder Dellen, auf Indurationen) und leichte Massage derselben (Streichen von den Rändern nach der Mitte zu). Urinieren des Patienten (dem Urin hat sich dann das Prostatasekret beigemengt) zentrifugieren und Sediment untersuchen.

Sodann Blase von neuem füllen und Samenblasen (am oberen Rand der Prostata gelegen!) genau so untersuchen, wieder Blase entleeren lassen und Sediment, das jetzt Inhalt dieser Organe enthält, untersuchen.

Zum Schlusse untersucht man dann noch die Cowperschen Drüsen (rektal und vom Damm aus mittelst Zeigefinger und Daumen) und ihr Sekret, das man durch Massage derselben und Ausdrücken des Bulbus gewinnt.

Was die Prognose einer echten chronischen Gonorrhöe betrifft, so ist diese ja in bezug auf Heilung im allgemeinen nicht ungünstig zu stellen. Voraussetzung ist natürlich hierbei sachgemäße und genügend lange fortgesetzte Behandlung, die, wie wir noch sehen werden, unter allen Umständen in der Hauptsache der Spezialarzt wird durchführen müssen. Wohl zu unterscheiden ist auch hier, bei der Prognosenstellung, die echte chronische Gonorrhöe von dem keine Gonokokken mit sich führenden chronischen Harnröhrenkatarrh. Alle katarrhalischen Erscheinungen, besonders eine leichte, schleimig-seröse Sekretion und nicht aus reinem Eiter bestehende Filamente zu beseitigen, gelingt selbst der besten Therapie nur selten. Dies ist aber auch nicht immer notwendig. Vor allem muß und kann eine zweckmäßige Behandlung erreichen, daß die chronische Absonderung von Gonokokken und damit die Infektiosität eines derartigen Katarrhes aufhört. Einen genauen Zeitpunkt dafür, wann dieses der Fall sein wird, anzugeben, ist freilich unmöglich. Im allgemeinen wird auch hier, wie bei allen chronischen Krankheiten, der Satz gelten, daß eine chronische Erkrankung auch eine chronische Behandlung verlangt.

XI. Kapitel.

Therapie der chronischen Harnröhrengonorrhöe des Mannes.

In gleicher Weise wie die endgültige Diagnose einer chronischen Gonorrhöe muß eine exakte und zweckmäßige Therapie derselben einem geschulten und erfahrenen Spezialisten überlassen werden. Abgesehen davon, daß dieselbe ganz verschieden ist, wenn nur ein nicht gonokokkenhaltiger chronischer Katarrh vorliegt, was wiederum nur der Spezialarzt mit Sicherheit wird entscheiden können, oder wenn eine echte chronische Gonorrhöe besteht, muß sie sich vor allem danach richten, welche

Veränderungen ein solcher, längere Zeit dauernder Krankheitsprozeß auf der Schleimhaut der Harnröhre oder in den mit ihr in Verbindung stehenden Organen hervorgerufen hat. Der praktische Arzt wird sich am besten nur darauf beschränken, bei einer chronischen Gonorrhöe symptomatisch vorzugehen. Vor allem muß er sich ebenso wie der Spezialarzt vor einer Polypragmasie hüten, wozu leider gerade die chronische Gonorrhöe am leichtesten verleitet, besonders wenn der eigentliche Sitz der Erkrankung und die Ausdehnung derselben nicht genau festgestellt worden ist. Liegt eine mehr akutere Form der chronischen Gonorrhöe vor, besteht also mehr oder weniger reichlicher gonokokkenhaltiger Ausfluß, oder handelt es sich um eine Exazerbation derselben, so wird der praktische Arzt diese am zweckmäßigsten wie eine frische Gonorrhöe behandeln müssen. Neben den täglich mehrmals vom Patienten selbst mit gonokokkoziden Mitteln vorzunehmenden Injektionen wird er, je nachdem eine Anterior allein oder gleichzeitig eine Urethritis posterior vorliegt, Massenspülungen nur der vorderen oder der ganzen Harnröhre auszuführen haben. Im letzteren Falle ist es ratsam, dieselben mit einer leichten Massage der Prostata zu verbinden, die ja bekanntlich auch chronisch erkrankt sein kann, ohne daß sich diese Erkrankung palpatorisch nachweisen läßt. Die antiseptische Behandlung, die wir in derartigen Stadien der chronischen Gonorrhöe einschlagen müssen, muß ebenfalls möglichst milde und schonend sein. Am besten verwenden wir hier schwache Albarginlösungen zu den Spülungen. Hat sich unter einer derartigen Behandlung der Ausfluß verringert bzw. enthält er keine Gonokokken mehr, so wählen wir vielleicht, besonders wenn es dem Patienten nicht möglich ist, in Bälde einen Spezialarzt aufzusuchen, die üblichen Adstringentien, insonderheit Resorzin. Die eigentliche Behandlung der chronischen Gonorrhöe, die, wie ich ja schon mehrfach betont habe, das ausschließliche Reservat des Spezialarztes sein muß, kann in der Regel erst dann einsetzen, wenn solche akute oder subakute Erscheinungen dieser Erkrankung abgeklungen sind. Sie besteht, um das kurz zu erwähnen, vor allem im Aufsuchen eventuell vorhandener Strikturen der Harnröhre und in einer vorwiegend instrumentellen Behandlung derselben. Zur Feststellung von Infiltraten oder Strikturen der Harnröhre bedient man sich der uns bereits bekannten Knopfsonden oder der Endoskopie. Die instrumentelle Behandlung dieser Prozesse wird im allgemeinen in der Weise vorgenommen, daß man die Harnröhre durch elastische oder starre (Metall-) Sonden oder sog. Dilatatoren methodisch dehnt und so eine Erweichung und Resorption der Infiltrate zu erzielen sucht. Zweckmäßig werden solche Dehnungen, besonders dann, wenn sich immer wieder Gonokokken zeigen, mit nachfolgenden antiseptischen Durchspülungen der Harnröhre kombiniert. Eine derartige Kombination erreicht man auch durch Anwendung von Spüldehnen, die gleichzeitig eine Dehnung und Spülung gestatten. Tritt im Verlaufe einer derartigen Behandlung eine Exazerbation des Krankheitsprozesses auf, so muß man ebenso wie bei eventuellen Komplikationen seitens einer gonorrhoischen Neuerkrankung anderer Organe die instrumentelle Therapie sofort wieder aussetzen und lediglich Spülungen vornehmen.

Unter Umständen, besonders bei mehr oberflächlichen und umschriebenen Schleimhauterkrankungen, leisten auch lokale Pinselungen dieser Partien mit Hilfe des Endoskops gute Dienste.

Im weiteren auf diese spezialistische Therapie einzugehen, die außerordentlich variabel ist und streng individualisierend, bzw. nur auf Grund der jeweilig gegebenen Indikationen durchgeführt werden muß, liegt nicht im Rahmen unserer Ausführungen. Nur das eine möchte ich noch betonen, daß nämlich besonders die Behandlung der chronischen Gonorrhöe oft die größten Anforderungen an die Kunst und die Geduld des Arztes stellt. Hand in Hand mit einer sachgemäßen, nur auf das Notwendigste beschränkten antigonorrhoischen Behandlung spielt hier meist die psychische Behandlung derartiger Kranker eine große Rolle! In der Regel wird ja eine mehr oder weniger chronische gonorrhoische oder postgonorrhoische Erkrankung der Harnröhre und der ihr benachbarten Organe aus Gründen, die ich schon im vorhergehenden erwähnt habe, von einer mehr oder weniger starken sexuellen Neurasthenie begleitet sein. Durch geeignete Maßnahmen, wie Mut zusprechen und Vertrauen einflößen, durch eventuelle Bäder- oder Luftkurortbehandlung wird gerade der praktische Arzt, bezw. der Hausarzt die Gedanken seiner Patienten möglichst von ihrer Genitalsphäre abzulenken und ihre oft vorhandene psychische Depression zu bekämpfen versuchen müssen.

XII. Kapitel.

Die akute Gonorrhöe des Weibes.

In derselben Weise, wie die Geschlechtsorgane des Mannes, können nun, wie wir bereits wissen, auch die des Weibes gonorrhoisch infiziert werden. Im allgemeinen wird sich eine gonorrhoische Infektion bei der Frau in derselben Weise äußern wie beim Manne. Im speziellen aber bestehen doch große Unterschiede besonders im Verlaufe einer derartigen Erkrankung bei beiden Geschlechtern, was, worauf ich schon eingangs dieser meiner Abhandlungen hingewiesen habe, vor allem auf den verschiedenartigen anatomischen Bau der männlichen und weiblichen Geschlechtsorgane zurückzuführen ist.

So ist der Tripper des Mannes in erster Linie ein auf die Schleimhäute der Urethra beschränkter Entzündungsprozeß, der sofort augenfällige und charakteristische Krankheitserscheinungen hervorruft. Erst verhältnismäßig spät werden, wenn dies überhaupt der Fall ist, die eigentlichen Geschlechtsorgane von dieser Erkrankung befallen. Nur selten sind dann aber derartige Komplikationen so schwer, daß sie dauernd das daran erkrankte Individuum schädigen. Anders bei der Frau! Wenn zwar auch hier in den meisten Fällen zuerst die Harnröhre erkrankt, so werden doch fast regelmäßig ganz kurze Zeit nach erfolgter Infektion die Sexualorgane selbst gonorrhoisch affiziert, so daß die Krankheit hier sehr bald größere Schleimhautflächen ergreift. Infolgedessen wird auch durch eine derartige Erkrankung das Allgemeinbefinden der Frau viel früher und viel intensiver beeinträchtigt werden wie beim Manne. Trotzdem sind aber bei einer derartig erkrankten Frau die eigentlichen klinischen Symptome, wie wir noch sehen werden, meist viel schwerer zu erkennen. Infolge des äußerst komplizierten Baues der weiblichen Geschlechtsorgane werden fernerhin diese, einmal gonorrhoisch erkrankt, viel schwieriger einer geeigneten Therapie zugänglich sein, so daß die Krankheit viel häufiger in ein chronisches Stadium übergeht als beim Manne, aber im Gegensatze zu diesem Stadium des Mannes dann fast immer zu schweren körperlichen Leiden und zur Sterilität des betroffenen Individuums führen.

Bezüglich der Häufigkeit der weiblichen Gonorrhöe lassen sich nur schwer allgemein gültige Ziffern anführen. Bei statistischen Berechnungen wird man immer unterscheiden müssen zwischen Frauen der Großstadt und denen der Kleinstadt, bzw. des Dorfes. Auch die Frage des Erwerbslebens der Frau ist für den Prozentsatz der gonorrhoischen Erkrankungen unter ihnen von großer Bedeutung. Am häufigsten werden natürlich solche Frauen gonorrhoisch erkranken, die offen oder heimlich der Prostitution ergeben sind oder einem ausgebreiteten außerehelichen Geschlechtsverkehr huldigen. Prostitutierte, Kellnerinnen, Verkäuferinnen und ähnliche Gewerbetreibende findet man demgemäß auch am häufigsten gonorrhoisch erkrankt.

Bei einem Vergleiche der Häufigkeit des Trippers bei beiden Geschlechtern muß man aber fernerhin nach Menge die Tatsache berücksichtigen, daß die Mehrzahl der jungen, unverheirateten Männer einem mehr oder weniger ausgedehnten und häufiger wechselnden, illegitimen Geschlechtsverkehr obliegt und demzufolge sich mehr und leichter einer gonorrhoischen Infektion aussetzt, während der größere Teil der jungen Mädchen und auch der unverheiratet bleibenden älteren an einer derartigen Lebensführung nicht teilnimmt. Auf die Gesamtbevölkerung berechnet ergeben sich daher auch nach der schon eingangs erwähnten Umfrage vom 30. April 1900 auf 10 000 Männer 15,48 Tripper, auf ebenso viele Frauen dagegen nur 4,68.

Bezüglich des Infektionsmodus bei der weiblichen Gonorrhöe kommt, wie beim Manne, in erster und fast ausschließlicher Weise die Übertragung der Gonorrhöe auf dem Wege des Geschlechtsverkehrs in Betracht. Bezügliche Angaben über „extragenitale“ Infektionen durch Badewasser, Nachtgeschirre, Klosett, Irrigatoren u. dgl. mehr wird man am besten wohl stets mit derselben Skepsis aufnehmen müssen, wie ähnliche Angaben seitens der Männer.

Obwohl die Lokalisation der Gonorrhöe des weiblichen Urogenitaltraktus sehr stark variieren kann, ist doch ein gewisser Typus im Beginn dieser Erkrankung und in ihrem weiteren Verlauf bzw. in der weiteren Ausbreitung vom primären Herd aus und ihrem späteren Bestande unverkennbar. Im allgemeinen werden oder können von einer akuten gonorrhoischen Infektion ergriffen werden die Harnröhre und die Blase, eventuell auch die Ureteren und das Nierenbecken, die Bartholinischen Drüsen, die Vulva, die Vagina, die Cervix und das Corpus uteri, die Tuben und Ovarien und das diese Organe umgebende Gewebe.

I. Die akute Urethritis gonorrhoica des Weibes.

Infolge des kurzen und geraden Verlaufes der weiblichen Urethra, ihres einfachen Baus und des Fehlens von größeren, mit ihr in Verbindung stehenden Drüsen ist die *weibliche Harnröhrengonorrhöe* entschieden eine *leichtere Affektion* wie die des Mannes.

Gelangen virulente Gonokokken irgendwie in oder an das Orificium der weiblichen Harnröhre, so kommt es hier im allgemeinen zu denselben Erscheinungen wie beim Manne. Nach einer typischen, 2—3 Tage, aber eventuell auch einige Tage länger dauernden Inkubationszeit, während welcher sich die Gonokokken an den neuen Nährboden anpassen und sich hier vermehren, tritt spontan oder auf Druck aus der Harnröhre grünlichgelber Eiter, der meist massenhaft typisch gelagerte Gonokokken enthält. Das Orificium ist dann in gleicher Weise wie beim Manne entzündlich geschwollen und gerötet. Meist wölbt sich die derartig erkrankte und gerötete Harnröhrenschleimhaut etwas aus dem Orificium heraus. Subjektiv besteht anfangs leichtes Brennen und Kitzelgefühl, das mit der Zunahme der entzündlichen Erscheinungen in mehr oder weniger starke Schmerzen übergeht, die besonders während des Urinierens auftreten. Gewöhnlich aber sind diese Schmerzen bei der Frau nicht so intensiv wie beim Manne, ein Umstand, der in erster Linie mit dazu beiträgt, daß die Frau eine gonorrhoische Erkrankung ihrer Harnröhre leichter übersieht als der Mann.

Der weitere Verlauf einer akuten gonorrhoischen Urethritis nimmt im allgemeinen beim Weibe denselben Verlauf wie beim Manne. Nur pflegt diese Erkrankung, worauf ich schon hingewiesen habe, infolge der geringen Länge der weiblichen Harnröhre und ihres einfachen anatomischen Baues sich mehr auf die oberflächlichen Schichten der Harnröhrenschleimhaut zu begrenzen und infolgedessen meist schneller zur Heilung zu gelangen, als dies bei dem Harnröhrentripper des Mannes der Fall ist. Ernstere Komplikationen sind aus eben diesen Gründen auch, mit einer gleich zu besprechenden Ausnahme, im Verlaufe einer akuten Harnröhrengonorrhöe der Frau viel seltener zu befürchten.

Die *Diagnose* einer bestehenden akuten Urethritis gonorrhoica ist auch beim Weibe selbstverständlich nur mit Hilfe des mikroskopischen Präparates zu stellen. Das bloße Vorhandensein eines eitrigen Ausflusses aus der Harnröhre genügt auch hier nicht, um ohne mikroskopische Untersuchung dieses Ausflusses seine Tripperinfektion festzustellen. Ist doch hier in erhöhtem Maße als beim Manne die Möglichkeit einer nichtgonorrhoischen Entzündung der Harnröhre gegeben durch das schon normalerweise außerordentlich bakterienreiche Scheidensekret. Um aber genügend Sekret zur Untersuchung zu erhalten, muß man hier, eben infolge der Kürze der weiblichen Harnröhre, noch mehr als beim Manne Gewicht darauf legen, daß die Patientinnen vor der Untersuchung möglichst lange nicht mehr uriniert haben. Bei der Sekretentnahme selbst geht man am besten in der Weise vor, daß man mit den Fingern der linken Hand die kleinen Labien auseinanderfaltet, das im Vestibulum befindliche Sekret mit feuchtem Wattebausch abwischt, dann mit dem Zeigefinger der rechten Hand in die Vagina eingeht und die Harnröhre mit der nach oben gerichteten Volarfläche des Fingers von hinten nach vorn ausdrückt. In Fällen mit geringerer Sekretion, so besonders im subakuten und im chronischen Stadium genügt aber eine derartige Sekretentnahme gewöhnlich nicht, eben deshalb, weil sie nur wenig oder gar keinen Eiter zutage fördert. Hier wird man nach Marcus mit einem schmalen, aber nicht zu scharfen Löffel, am besten mit einem von Asch nach Art eines Ohrlöffels konstruierten stumpfen Metalllöffel die oberflächlichsten Epithelschichten der ganzen Harnröhre, vom Sphincter vesicae an beginnend, abschaben und das gewonnene Geschabe mit einem spitzen Holzstäbchen auf mehrere Objektträger ausstreichen. Häufig findet man in derartigen Präparaten ganze Gonokokkenrasen zwischen oder auf den Epithelien lagernd bei oft nur ganz spärlichem Leukozytenbefund.

Differentialdiagnostisch kommen hier in erster Linie nicht spezifische Urethritiden in Betracht, die aus denselben Ursachen wie beim Manne auch bei der Frau entstehen können. In der gleichen Weise können eventuell Schankergeschwüre zu diagnostischen Irrtümern Anlaß geben; ihre Feststellung ist von der Besprechung des gleichen Kapitels bei der männlichen Gonorrhöe her bekannt. Unter Umständen können spitze Kondylome, die in der Urethra sitzen, einen suspekten Ausfluß hervorrufen. Diese sitzen jedoch meist nicht tief in der Harnröhre, so daß sie leicht mit einem Harnretentionsspekulum nachgewiesen werden können.

Therapeutisch wird die Urethritis gonorrhoica der Frau in

der gleichen Weise wie beim Manne mit Einspritzungen von bakteriziden Lösungen und später — nachdem die Gonokokken verschwunden sind — von Adstringentien behandelt. Nur kann man hier, da die weibliche Harnröhre viel weniger empfindlich ist, als die männliche, viel konzentriertere Lösungen verwenden. ¾—1—2 %ige Albargin- oder Protargollösungen, ja sogar 10 %ige Höllensteinlösungen kann man hier unbedenklich injizieren, ohne eine zu starke Reizwirkung fürchten zu müssen. Von diesen Lösungen spritzt man täglich 1 mal, von schwächeren 2—3 mal mittelst einer gewöhnlichen Neißerschen Tripperspritze 10 bis 15 ccm in die Harnröhre. Zweckmäßig bedient man sich hier auch einer von Wolff konstruierten Glasspritze mit Knopfkanüle. Hinter dem vorne an der Kanüle sitzenden olivenförmigen Knopfe befinden sich mehrere Öffnungen. Der Knopf wird bis in die Blase eingeführt, dann bis zum Blasentrichter zurückgezogen und unter langsamer Injektion dieser mit der Kanüle durch die Harnröhre wieder herausgezogen. Es empfiehlt sich, besonders in schweren Fällen, eine derartige Injektionsbehandlung, die, weil ihre Technik für Frauen nur sehr schwer zu erlernen ist, am besten vom Arzt selbst ausgeführt wird, nach jeder Injektion mit dem Einlegen von Urethralstäbchen zu kombinieren. Man verwendet hierzu die bei der Gonorrhöe üblichen Antiseptika und verschreibt sie etwa als

Bacilli urethrales long. 5 cm cum Protargol
(Albargin) ½—1—2%, Nr. XXX.

Auch die von Asch empfohlenen Isoformstäbchen (5—10—20%) entfalten eine gute Wirkung. Diese Stäbchen kann sich übrigens die Kranke auch ohne vorherige Injektion selbst 2—3 mal täglich einführen. Unter Benützung eines vorgehaltenen Spiegels gelingt dies nach einiger Übung meist unschwer. Man muß jedoch bei der Einführung genau darauf achten, daß das Stäbchen so tief in die Harnröhre eingeführt wird, daß es darin vollkommen verschwindet. Bis zur völligen Lösung muß dann die Patientin Rückenlage einnehmen.

Innerlich verabreicht man zweckmäßig auch hier Santyl oder Gonosan und Bärentraubenblättertee oder aus denselben hergestellten Extrakt. Selbstverständlich gelten auch für die Frau die bekannten hygienischen und diätetischen Verhaltungsmaßregeln!

Da, wie wir noch sehen werden, nach meiner Ansicht und nach der anderer Autoren die Cervix häufig gleichzeitig mit der Urethra gonorrhoisch infiziert ist und durch das aus diesem Organe abfließende und an die Urethra gelangende gonokokkenhaltige Sekret diese immer wieder von neuem infiziert werden kann, muß man derartigen Möglichkeiten vorbeugen. Dies geschieht am besten durch mehrfache im Liegen vorzunehmende desinfizierende Scheidenspülungen mit Sublimat, Lysoform oder Kaliumpermanganat und durch die von Markus angegebenen Dauertamponaden mit Glyzerin. Man führt diese in der Weise aus, daß man einen lockeren Wattebausch mit Glyzerin, dem man eine desinfizierende Flüssigkeit, am besten 10% Ichtyol oder 5% Jod zusetzt, völlig durchtränkt, ihn mit Hilfe eines röhrenförmigen Spekulums vor die Portio schiebt und ihn fest andrückt. Die durch dieses Komprimieren ausfließende Flüssigkeit läßt man nicht etwa durch das Spekulum nach außen abfließen, man läßt im Gegenteil sie sich in trockenen Watteflocken aufsaugen, die man weiter in das Spekulum so lange hineindrückt, bis diese völlig trocken bleiben. Erst so kommt nach Markus die Glyzerinwirkung zur vollen Geltung. Diese Scheidentamponade wird am zweiten oder dritten Tage erneuert und so lange fortgesetzt, bis der Fluor nachgelassen hat. Dann geht man zur Trockentamponade, am besten mit Isoformgaze über, die während der ganzen Dauer der Gonorrhöe angewendet werden muß. Selbstverständlich wird kurz vor, während und kurze Zeit nach der Periode oder bei großer Empfindlichkeit der Cervix, was bei frischer gonorrhoischer Erkrankung dieses Organs häufig der Fall ist, diese Tamponade ausgesetzt bzw. nicht angewendet.

II. Akute gonorrhoische Cystitis des Weibes.

Ein Übergreifen des gonorrhoischen Prozesses auf die Schleimhaut der Blase wird bei der Frau häufiger beobachtet als beim Manne. Es hat dies seinen Grund einmal darin, daß der Sphincter vesicae beim Weibe an und für sich schwächer ist als beim Manne und dann darin, daß ja die weibliche Harnröhre viel kürzer und weiter ist als die des Mannes. Eine akute gonorrhoische Cystitis des Weibes zieht im allgemeinen meist dieselben subjektiven und objektiven Symptome nach sich wie die des Mannes. Es bestehen vor allem Schmerzen in der Blasengegend und häufiger Urindrang.

Bei der Zweigläserprobe ist die zweite Urinportion diffus getrübt und enthält neben Eiter und Gonokokken Blasenepithelien.

Auch bezüglich der Behandlung der gonorrhoischen Cystitis des Weibes gelten dieselben Vorschriften wie beim Manne: innerlich verabreicht man Salol oder Urotropin und nimmt lokale Blasenspülungen am besten mit Argentum nitricum 1 : 1000 bis 1 : 300 nach Janet oder mit der Handspritze vor.

III. Komplikationen der akuten Harnröhrengonorrhöe des Weibes.

a) Paraurethrale Gänge und periurethrale Infiltrate.

Der Verlauf einer akuten Harnröhrengonorrhöe des Weibes kann kompliziert werden durch eine gonorrhoische Infektion von Blindgängen, die in ähnlicher Weise wie beim Mann sich in und neben der Harnröhre vorfinden können. Bruhns unterscheidet mit Fellner bei der Frau drei Arten solcher Gänge. Einmal die sog. Skeneschen Drüsen, keine eigentlichen Drüsen, sondern nur Blindgänge, die innerhalb der Harnröhre an der hinteren Wand in der Nähe des Orificium externum zu beiden Seiten der Medianlinie einmünden, dann Blindsäcke oder Buchten außen zu beiden Seiten der Harnröhrenmündung und endlich kleine, zwischen Orificium urethrae externum und Hymen nach außen mündende Öffnungen. Gelangen in diese Gänge im Verlaufe eines akuten Harnröhrentrippers der Frau Gonokokken, so können auch diese gonorrhoisch erkranken, ein Zustand, der, wenn er nicht rechtzeitig erkannt und beseitigt wird, ähnlich wie beim Manne, immer wieder zu Rezidiven bzw. zu chronischem Verlaufe der Gonorrhöe Anlaß gibt. Man muß daher immer an das Vorhandensein derartiger infizierter paraurethraler Gänge denken, bzw. die eben beschriebenen Gegenden genau auf die Anwesenheit derselben absuchen.

Hat man derartig erkrankte Blindgänge, aus denen sich auf Druck dann stets ein kleines Tröpfchen gonokokkenhaltigen Eiters ergießt, aufgefunden, so sucht man sie, ganz analog derartiger Erkrankungen beim Manne, entweder durch Ausspritzen mit 3—5%iger Höllensteinlösung zu veröden oder man zerstört sie elektrolytisch oder durch Aufschlitzen mit dem Messer und nachfolgendem Verätzen.

Durch Einwandern von Gonokokken in die Drüsen der Harnröhre und von da in das periglanduläre Gewebe kann es hier ebenso wie beim Tripper des Mannes, allerdings relativ selten, zu mehr oder weniger großen periurethralen Infiltraten bzw. Abszessen kommen, die unter Umständen in die Scheide durchbrechen können.

Therapeutisch wird bei derartigen Infiltraten oder Abszessen ebenfalls wie bei den sich beim Manne vorfindenden möglichst frühzeitig chirurgisch vorgegangen.

b) Die Bartholinitis gonorrhoica.

Eine gonorrhoische Entzündung der Bartholinischen Drüsen kommt dadurch zustande, daß virulente Gonokokken im Verlaufe einer Gonorrhöe in die Ausführungsgänge derselben bzw. in die Drüsen selbst einwandern.

Die Bartholinischen Drüsen (Glandulae vestibulares majores), die den Cowperschen Drüsen des Mannes entsprechen und etwa die Form und Größe einer kleinen, flachen Bohne besitzen, liegen in den Fasern des Musculus constrictor cunni eingebettet zu beiden Seiten des Scheideneinganges. Man kann sie, besonders bei älteren Frauen, leicht zwischen den beiden Flächen der großen Schamlippen nahe der hinteren Kommissur durchfühlen. Ihre Ausführungsgänge münden an der Innenfläche der kleinen Schamlippen und lassen sich hier, zwischen ihrem unteren Ende und dem Hymen, meist als punktförmige Öffnungen wahrnehmen. Ihr Sekret ist wie jenes der Cowperschen Drüsen hell und fadenziehend und dient wahrscheinlich dazu, das Vestibulum für die Kohabitation schlüpferig zu machen.

Die Bartholinitis gonorrhoica bildet nach den Erfahrungen der hiesigen Klinik die häufigste Komplikation der Tripper-erkrankung des Weibes und vor allem der Prostituierten. Nach einer an unserer Klinik schon vor längerer Zeit vorgenommenen Zusammenstellung fand sich beispielsweise unter 706 Fällen von akuter und chronischer Gonorrhöe 383 mal eine Bartholinitis, und zwar 130 mal als doppelseitige und 253 mal als einseitige (123 mal rechts und 130 mal links).

Im Beginne einer gonorrhoischen Erkrankung der Bartholinischen Drüsen fallen die subjektiven Beschwerden, die eine derartige Krankheit auslöst, meist mit denen, die durch die gleichzeitig vorhandene Entzündung anderer Teile hervorgerufen werden, zusammen. Doch wird unter diesen Symptomen ein gewisses Gefühl der Schwere im Peritoneum und ein ziemlich heftiger Schmerz, der allerdings oft erst bei Druck auf die Drüse empfunden wird, als charakteristisch für eine beginnende Bartholinitis zu gelten haben. Objektiv findet sich in diesem Stadium eine geringfügige Anschwellung der Drüse sowie Rötung der Mündungen der Ausführungsgänge, aus denen sich spontan und besonders auf Druck Eiter entleert.

Wird der Abfluß des Eiters aus dem engen Ausführungsgang durch irgendeine Ursache gehemmt, so kommt es zu einer Abszeßbildung in der Drüse. Diese vergrößert sich dann meist stark und verursacht eine in ihrer Form außerordentlich charakteristische Schwellung der entsprechenden Labie. Die Falte zwischen Labie und Nymphe gleicht sich aus und ein beträchtliches Ödem entsteht. Hält man die Labien auseinander, so bemerkt man auf der erkrankten Seite eine birnförmige Geschwulst, deren spitzer Teil nach oben gerichtet ist und die anfangs prall-elastisch oder derb sich anfühlt, bald aber eine deutliche Fluktuation erkennen läßt. Die subjektiven Symptome sind dann natürlich stärker ausgesprochen. Unter mehr oder weniger großer Beeinträchtigung des Allgemeinbefindens (Fieber, Mattigkeit, Kopfschmerzen) kommt es zu intensiven, stechenden Schmerzen, die gegen die Tubera ischii hin ausstrahlen und Gehen und Sitzen unmöglich machen können. Diese Abszesse gelangen meist spontan nach außen zum Durchbruch und entleeren eine Masse gelbgrünen oder bräunlichgelben, sehr übelriechenden Eiters. Findet auch im periglandulären Gewebe Vereiterung statt, so können Abszesse entstehen, die bis nach der Vagina und dem Rektum hin sich erstrecken und durch spontanen Durchbruch zu dauernden Fistelbildungen Anlaß geben können. Bei nicht zu starken Entzündungen kann natürlich auch Resorption eintreten, häufiger aber ist der Übergang derartiger Entzündungen in ein chronisches Stadium. Bei solchen Formen können jegliche äußeren Merkmale fehlen, nur das Erscheinen eines serös-eitrigen Tropfens, der auf Druck aus dem Ausführungsgang erscheint, kennzeichnet uns eine derartige Erkrankung, die monate- und jahrelang latent bleiben kann, um dann durch irgend eine Veranlassung (Koitus, Menstruation) wieder in Erscheinung zu treten und infektiös wirken zu können.

In selteneren Fällen kommt es zu einer zystischen Umwandlung der Drüse, indem der Ausführungsgang ganz verödet und eine fluktuierende, kleine, nicht schmerzhafte Geschwulst zurückbleibt.

Die Diagnose einer abszedierenden Form der Bartholinitis ist nach dem eben Gesagten wohl immer leicht zu stellen. Im Anfangsstadium aber und wenn keine Vereiterung vorliegt, gelingt die Diagnose nur dann, wenn man die Drüse selbst zwischen den Fingern ausdrückt. In den meisten Fällen geht nämlich die gonorrhoische Entzündung auch auf das Parenchym der Drüse selbst über und bleibt nicht, wie manche Autoren annehmen, auf die Ausführungsgänge beschränkt. Man fühlt dann die Drüse, die normalerweise kaum die Größe eines Kirschkerns aufweist, bis über walnußgroß empfindlich geschwollen. Tritt hierbei noch aus der Mündung des Ausführungsganges dieser Drüse Eiter heraus, so ist die Diagnose noch mehr gesichert, wobei es gleichgültig ist, ob dieser Eiter Gonokokken enthält oder nicht. Es gelingt nämlich einerseits nicht immer, hierin Gonokokken nachzuweisen, andererseits sind Entzündungen und Abszeß der Bartholinischen Drüse, die nicht durch eine Tripperinfektion hervorgerufen worden sind, eine sehr große Seltenheit (Wolff).

Therapeutisch wird man in ganz akuten Fällen, die oft mit heftigen Schmerzen einhergehen, oder bei noch geringfügiger Entzündung konservativ vorzugehen versuchen, indem man kühlt oder heiße Kataplasmen auf den Damm appliziert, Sitzbäder und Morphiumstuhlzäpfchen verabreicht. Ist die Schmerzhaftigkeit der Drüse nicht zu groß, so wird man in diesem Stadium versuchen können, die Drüse ähnlich wie gonorrhoisch erkrankte Blindgänge durch Einspritzung von 1—2%igen Höllensteinlösungen zur Verödung zu bringen. Man geht dann in der Weise vor, daß man mittelst einer, mit einer feinen stumpfen Kanüle versehenen Pravazspritze in den Ausführungsgang eingeht und die vorher ausgedrückte erkrankte Drüse mit Argentumlösung leicht anfüllt, wovon man sich durch die Palpation überzeugen kann. Dann wird die Drüse wieder ausgedrückt und ein Wattebausch in die Vulva eingelegt. Mit derartigen konservativen Behandlungsmethoden darf man sich aber nicht zu lange aufhalten. Ist irgendwelche Fluktuation nachweisbar, so inzidiert man möglichst breit und exstirpiert am besten die ganze Drüse, wenn irgend möglich, mit samt ihrem Ausführungsgang, den man ja meist auch infolge der entzündlichen Infiltration leicht fühlt. Zu achten ist dabei auf eine gute Stillung der oft nicht unbedenklichen Blutung, da sonst unangenehme Nachblutungen auftreten können. Wenn man größere, oft prall gespannte Abszesse der Bartholinischen Drüse inzidiert, spritzt oft der Eiter in einem hohen Bogen heraus, woran man bei der Eröffnung derselben denken und sich entsprechend vorsehen muß.

c) Vulvitis.

Die Entzündung der Vulva, die sehr häufig das erste Stadium einer akuten Harnröhrengonorrhöe kompliziert, wird fast niemals durch die Gonokokken selbst hervorgerufen. Sie entsteht dadurch, daß durch Mazeration der Schleimhaut und Zersetzung der in der Vulva sich ansammelnden Sekrete eine Entzündung der Schleimhaut der Vulva stattfindet. Diese erscheint dann rot und geschwollen, ihre Oberfläche näßt und ist von Exkoriationen oder oberflächlichen Geschwüren bedeckt. Meist erscheinen auch die Labien stark geschwellt und ödematös. Nicht selten reicht die Entzündung in Form eines intertriginösen Ekzems über die Schenkelbeugen hinaus. Subjektiv besteht ein lästiges Kitzeln, Jucken und Brennen, das sich zu einem schmerzhaften Gefühl steigern kann, wenn beim Urinieren der Harn über die gereizten Stellen fließt. Meist sind bei der akuten Vulvitis auch die Leistendrüsen mehr oder weniger geschwollen und leicht druckempfindlich. Die Gonokokken, die man in dem eine derart entzündete Vulva bedeckenden Sekret vorfindet, stammen fast stets aus dem Eiter einer gleichzeitig gonorrhoisch erkrankten Urethra, Vagina oder der Cervix. Die Vulvitis bildet demnach ein Gegenstück zur Balanitis bzw. Balanoposthitis des Mannes.

Durch das gleichzeitige Vorhandensein einer Urethritis, Bartholinitis oder Vaginitis gonorrhoica wird man feststellen können, ob eine Vulvitis zum Symptomenbild einer vorliegenden Gonorrhöe gehört. Man darf nicht außer acht lassen, daß gleiche Krankheitserscheinungen auch auftreten können bei einfachem Intertrigo, bei Herpes progenitales, ja auch nach übermäßig starkem sexuellen Verkehr, ohne daß eine Gonorrhöe vorliegt. Ähnliche Entzündungen der Schleimhaut der Vulva können natürlich auch durch Ulcera mollia oder durch syphilitische Papeln hervorgerufen werden, ein Zustand, der aber dann eben aus dem Vorhandensein derartiger Krankheitsprozesse sofort erkannt werden kann.

Die Therapie ist sehr einfach: durch Ruhe, Einpudern mit einem indifferenten Puder, oder bei Nässen durch kühle Bleiwasser- oder essigsaure Tonerdekompressen, Sitzbäder und vor allem unter Abhalten von neuem überfließenden Sekretes durch vorgelegte

Mullbäuschen bzw. Gazetampons heilt eine Vulvitis in der Regel in einigen Tagen ab. Ein längeres Anhalten, insbesondere der ödematösen Schwellung muß Verdacht auf Lues, Bartholinitis oder periurethrale Abszesse erregen.

IV. Die Vaginitis gonorrhoica.

Die Vaginitis, die häufig im Verlaufe einer akuten Gonorrhöe des Weibes beobachtet wird, ist eigentlich auch als eine Komplikation des Trippers anzusehen, denn nur selten kommt, wenigstens bei Erwachsenen, diese primär durch Übergreifen bzw. Einwandern von Gonokokken auf die Schleimhaut der Vagina zustande. Es scheint, als ob in das in der Vagina vorhandene Plattenepithel die Gonokokken schwerer eindringen als in das Zylinderepithel der männlichen Harnröhre. Das Haften der Gonokokken wird sicherlich noch außerdem erschwert bzw. unmöglich gemacht, wenn durch gewohnheitsmäßigen sexuellen Verkehr oder durch frühere Gonorrhöen die oberflächlichsten Schichten des Pflasterepithels der Vagina dann noch außerdem durch eine Hornschicht verdickt sind. Die in unserer Klinik vorgenommene statistische Zusammenstellung ergab, daß unter den 706 Fällen von weiblicher Gonorrhöe 149 mal eine gonorrhoische Vaginitis beobachtet worden war, und zwar 135 mal bei Frauen, die nicht oder weniger als ein Jahr der Prostitution ergeben waren, nur 14 mal dagegen bei Prostituierten, die länger als ein Jahr unter Kontrolle standen, und niemals bei Frauen, die seit mehr als zwei Jahren öffentliche Dirnen waren und deren Vaginalschleimhaut eine ganz derbe, hornartige Beschaffenheit (Xerosis) angenommen hatte.

Erkrankt aber doch die Schleimhaut der Vagina solcher Personen im Verlaufe einer Gonorrhöe akut entzündlich, so wird diese Entzündung meist ebenfalls sekundär durch das Darüberfließen bzw. durch die Ansammlung von Eiter in der Vagina und Zersetzung desselben hervorgerufen. Die Gonokokken, die man dann im Vaginalsekret findet, entstammen dem Eiter der, wie wir noch hören werden, ja fast regelmäßig bei einer Gonorrhöe erkrankten Cervix bzw. dem gonorrhoisch affizierten Cavum uteri. Die akute Vaginitis ist also in solchen Fällen einer Vulvitis ätiologisch gleichzustellen.

Nur bei jugendlichen Individuen bzw. bei der ersten Ansteckung derselben, sieht man, und hier ziemlich regelmäßig, den gonorrhoischen Prozeß per continuitatem von der gonorrhoisch erkrankten Urethra oder Cervix auf die Vaginalschleimhaut übergreifen, so daß hier eine echte Vaginitis gonorrhoica zustande kommt, bei der sich auch zahlreiche Gonokokken im Epithel nachweisen lassen.

Der Verlauf der Vaginitis ist fast immer ein akuter, seltener wird die Krankheit chronisch und in solchen Fällen beinahe nur bei schlecht genährten, skrofulösen Individuen. Die chronische Form ist gewöhnlich nur auf bestimmte Stellen der Vagina lokalisiert, so in den Scheidengewölben, besonders im hinteren.

Die subjektiven Symptome der akuten Vaginitis sind die folgenden: Ein Gefühl von Schwere, Brennen, welches aber ziemlich dumpf ist und nur heftig wird wenn versucht wird, einen Gegenstand in die Vagina einzuführen. Schmerzen beim Urinieren sind nur vorhanden, wenn die Urethra mit ergriffen wird, was sehr häufig der Fall ist.

Zu gleicher Zeit gesellt sich ein gelbgrüner eitriger, Gonokokken und andere Bakterien haltiger Ausfluß hinzu, der mit der Ausdehnung der Erkrankung zunimmt. Auch werden, wenn die Vagina in ihrer ganzen Ausdehnung ergriffen ist, die schmerzhaften Erscheinungen markanter; es stellen sich spontane, ziehende Schmerzen ein, welche nach dem Rektum, nach dem Becken und den Oberschenkeln zu (oft nur in den einen) ausstrahlen und die bei Bewegungen, bei der Defäkation oder beim Niedersetzen zunehmen. Nicht selten fiebern die Patientinnen etwas und klagen über Mattigkeit.

Bei der objektiven Untersuchung fallen die intensive Rötung der Karunkeln, des Urethraltuberkels und der sichtbaren Teile der Vagina auf, sowie der stark eitrige Ausfluß, der aus der Vagina quillt. Diese Rötung ist bei ausgedehnter Erkrankung über die ganze Vagina verbreitet. Sämtliche Vaginalfalten und Wülste der Vagina sind geschwollen, granulös, und zeigen eine noch ausgesprochenere papilläre Beschaffenheit wie im normalen Zustande.

Die Einführung des Fingers in die Vagina ruft bei der akuten Vaginitis äußerst heftige Schmerzen hervor, die einen Vaginismus vortäuschen können. Die Einführung des Spekulums ist im akuten Stadium unmöglich; erst nach Ablauf der akuten Periode gelingt es, wenn auch nur unter heftigen Schmerzensäußerungen, das Spekulum einzuführen.

In dieser Periode konstatiert man dann, daß die diffuse Röte abgenommen hat und nur noch an den Spitzen der Querleisten der Vagina in Form von perlschnurähnlich angeordneten Reihen von roten Knötchen besteht, welche beim Vorschieben und Zurückziehen des Instrumentes leicht bluten. Eine dicke, rahmartige Eitermasse, in der sich keine oder nur spärliche Gonokokken, dagegen massenhaft andere banale Bakterien finden, wird durch das Spekulum von der Schleimhaut abgestreift und sammelt sich am unteren Segment der Mutterspiegelöffnung an. Allmählich nur schwinden die Granulationen und bleiben am längsten noch im hinteren Laquear und um die Cervikalöffnung, daselbst unregelmäßige Figuren bildend, zurück (Wolff).

Die Diagnose wird aus den besprochenen objektiven und subjektiven Symptomen leicht zu stellen sein; sie wird gesichert durch das gleichzeitige Vorhandensein einer Urethritis oder Bartholinitis etc. und durch den Nachweis von Gonokokken. Im Vaginalsekret selbst sind diese wegen der Menge anderer Bakterien und Kokken nicht immer leicht nachweisbar. Diagnostisch wertvoll ist unter einer derartigen Bakterienflora die typische Lagerung und intensivere Färbung der Gonokokken. Auch das Gramsche Färbungsverfahren kann differentialdiagnostisch verwertet werden, doch gibt es hier nicht so sicher den Ausschlag wie bei der männlichen Gonorrhöe, da sich in der Vagina viel mehr gramnegative Diplokokken finden als in der männlichen Harnröhre. Es empfiehlt sich, bei Untersuchungen auf das Vorhandensein von Gonokokken in der Schleimhaut der Vagina diese mit Borlösung zuvor auszuspülen und dann mittelst eines nicht zu scharfen Löffels kleine Epithelteile abzukratzen und diese mikroskopisch zu untersuchen.

Die echte gonorrhoische Vaginitis wird zunächst bei den akutesten Erscheinungen gar nicht lokal behandelt. Die Patientin wird ins Bett gelegt, einer leichten Diät unterworfen und der Stuhl durch Abführmittel geregelt. Sobald diese aber etwas nachgelassen haben und es möglich ist, ein Spekulum einzuführen, wird die Vagina mit antiseptischen Flüssigkeiten (Albargin, Lysol oder Lysoform, Kaliumpermanganat) ausgespült und mit 1 bis 2%iger Höllensteinlösung eingepinselt. Nach einer derartigen Behandlung, die mindestens einmal täglich vorzunehmen ist, wird die Vagina in oben beschriebener Weise mit Tampons, die mit einer adstringierenden Flüssigkeit getränkt sind (Zinklösung, Tannin- oder Ichthyollösung), behandelt. Auch die Trockenbehandlung durch pulverförmige Substanzen, wie Alaun, Tannin,

Jodoform u. dgl., mit denen die Tampons bestreut werden, erzielt unter Umständen gute Resultate. Bei den sog. sekundären, also nicht eigentlich gonorrhoischen Vaginitiden bei älteren Frauen genügen in der Regel mehrmals täglich vorgenommene Scheidenspülungen mit schwach antiseptisch oder adstringierend wirkenden Lösungen (Lysol 5—10 ccm auf einen Irrigator, Kalium permanganicumlösung von blauvioletter Farbe, Alaun [in Pulver] oder Holzessig, von beiden 1 Eßlöffel auf 1 Liter Wasser) und Einlagen trockener Gaze in die Scheide. Selbstverständlich wird die Dauertamponade während der Menses, bei profusen Menorrhagien und bei frischen Unterleibsentzündungen, bei denen jede Berührung schmerzhaft ist, unterlassen.

Eine besondere, von den eben beschriebenen Formen etwas abweichende Art der Erkrankung der Scheide stellt die Vulvovaginitis infantum dar. Bei Kindern, deren noch außerordentlich zarte Schleimhaut der Vulva und der Vagina aus irgend einem Grunde — durch Stuprum oder auch durch zufällige Berührung seitens gonorrhoisch erkrankter Erwachsener oder durch die gemeinsame Benützung von Gebrauchsgegenständen solcher Kranker — gonorrhoisch infiziert wird, kommt es zu Erscheinungen, die sich durch eine besonders intensive Rötung, Schwellung und Nässen derselben auszeichnen. Aus den meist ödematös geschwollenen Labien quillt spontan dicker grüngelblicher Eiter hervor, der Gonokokken, ohne Beimengungen anderer Bakterien, beinahe in Reinkultur enthält. Ist eine derartige Vulvovaginitis, was außerordentlich häufig der Fall ist, mit einer akuten gonorrhoischen Urethritis kompliziert, so entleert sich auch aus der Harnröhrenmündung gonokokkenhaltiger gelblichgrüner dicker Eiter.

Subjektiv bestehen bei derartig erkrankten Kindern dieselben Symptome wie bei Erwachsenen, nämlich Jucken und Brennen und sich besonders beim Urinieren äußernde starke Schmerzen. Meist ist auch das Allgemeinbefinden der kleinen Patienten unter Fiebersteigerungen stark gestört.

Der Verlauf der Vulvovaginitis ist stets ein außerordentlich langsamer, der sich über viele Monate, ja Jahre erstreckt. Meist gelingt aber doch, bei sorgsamer und zweckentsprechender Behandlung, eine endgültige Heilung.

Die Behandlung selbst besteht im wesentlichen in Anwendung derselben Medikamente wie bei der akuten gonorrhoischen

Urethritis der Erwachsenen. In erster Linie kommen Einspritzungen mit gonokokkentötenden Mitteln (Albargin, Protargol, Kaliumpermanganat [¼—½‰]) und Einführung ähnlicher, nur etwas dickeren medikamentöser Stäbchen und dünner Trockentampons in Betracht. Zur Ausspülung der Vagina benützt man zweckmäßig auch Massenspülungen, die man mittelst eines dünnen Nélatonkatheters und einer Handspritze täglich mindestens einmal vornimmt.

V. Akute gonorrhoische Erkrankung der Cervix und des Corpus uteri (Endometritis gonorrhoica).

Eine gonorrhoische Erkrankung der Schleimhaut der Cervix und des Cavum uteri kommt dadurch zustande, daß Gonokokken entweder primär oder im Verlaufe einer akuten Gonorrhöe auf dieselbe gelangen und sich hier ansiedeln. Die primäre Infektion, die erst sekundär die übrigen Organe in Mitleidenschaft zieht, scheint auch mir der häufigste Erkrankungsmodus zu sein, da ja in erster Linie die Gonokokken, die aus der tripperkranken männlichen Harnröhre stammen, besonders in subakuten und chronischen Fällen, erst bei der Ejakulation aus derselben heraus gegen den Muttermund geschleudert bzw. durch denselben mit dem Ejakulat in die Cervix aufgesogen werden. In der Tat gelingt es auch bei Beobachtung bestimmter Untersuchungsmethoden, auf die ich weiter unten noch näher zu sprechen kommen werde, mindestens bei gleichzeitig bestehender akuter Urethritis fast regelmäßig schon Gonokokken in der Schleimhaut der Cervix nachzuweisen. In den meisten Fällen sieht man schon zu dieser Zeit, besonders aber, wenn die Erkrankung schon etwas fortgeschritten ist, die Lippen des Muttermundes geschwollen und gerötet vorgebuchtet und nicht selten mit leicht blutenden Erosionen besetzt. Aus der Cervix selbst entleert sich dann auch ein reichliches grünlichgelbes Sekret, das aus Schleimfäden und polynukleären Leukozyten mit zahlreichen Gonokokken und eventuell anderen, banalen Bakterien besteht.

Dieser Krankheitsprozeß kann nun per continuitatem weiter fortschreiten und auf das ganze Endometrium übergreifen.

Während die Blennorrhöe der Cervix meist nur von geringfügigen subjektiven Symptomen begleitet ist, von etwas Schwere im Kreuz und Krämpfen, besonders während der Menstruation, verursacht das Übergreifen der Entzündung auf die Uterushöhle, bei der Endometritis gonorrhoica acuta, weit stürmischere subjektive Symptome. Es stellen sich meist unter Frost und Fiebererscheinungen heftige Schmerzen im Kreuz und im Unterleib ein. Hierzu gesellen sich Harn- und Stuhldrang und nicht selten Erbrechen. Bei der Spekulumuntersuchung erscheint die Cervikalportion geschwellt, beim Tuschieren der Uterus vergrößert, weich, schlaff und auf Druck schmerzhaft. Die Endometritis gonorrhoica kann unter entsprechender Behandlung und vorausgesetzt, daß keine weiteren Komplikationen eintreten, vollkommen heilen. Häufig aber geht gerade diese Erkrankung in ein chronisches Stadium über, dessen Symptome die gleichen sind, nur treten sie intermittierend auf. Nach längeren Pausen kommen dann, nach einem Koitus oder bei eintretender Menstruation, akute Anfälle wieder zum Vorschein.

Die Diagnose einer akuten Cervixgonorrhöe ist vor allem durch das gleichzeitige Vorhandensein von anderen Formen der Gonorrhöe, Vaginitis, Urethritis usw. und durch den Nachweis von Gonokokken im Sekret zu stellen. Wenn aber schon vor der gonorrhoischen Infektion eine einfache katarrhalische Erkrankung der Cervixschleimhaut, bezw. des Uterus bestanden hat oder wenn andere klinische Tripperformen fehlen, dann ist die Diagnose der vorliegenden Erkrankung nur durch die mikroskopische Untersuchung des Cervixloches zu erhalten. Diese wird am besten dann nach den Angaben von Markus in der Weise vorgenommen, daß man mittelst des von Asch konstruierten und schon oben beschriebenen Urethrallöffels in die Cervix eingeht, die vordere und hintere Cervikalwand mit dem Löffel abstreift und das Sekret auf einen Objektträger ausstreicht. Unter Umständen, so besonders bei mehr chronischen Formen, verwendet man auch hier eine Provokationsmethode, indem man ein an der Spitze mit Watte umwickeltes Holzstäbchen zur Hälfte in 5—10%ige Höllensteinlösung taucht und in die Cervix einführt. Ein bis zwei Tage später findet man dann, wenn es sich um eine gonorrhoische Erkrankung derselben handelt, in dem dieser starken Reizung folgenden Ausfluß meistens Gonokokken.

Die Diagnose der Endometritis des Cavum uteri stützt sich auf die subjektiven Symptome und auf die zur Diagnose der Endometritis cervicalis angegebenen Merkmale; der mikroskopische Nachweis von Gonokokken ist hier weit schwieriger, gelingt aber eventuell auch mittelst des Aschschen Löffels.

Was nun die Therapie der akuten gonorrhoischen Entzündung der Cervix und des Endometriums betrifft, so sind die Ansichten der Kliniker hier sehr geteilt. Während die einen jede Lokalbehandlung dieser erkrankten Organe streng vermieden und sie sofort dem Gynäkologen überwiesen wissen wollen, verlangen die anderen im Gegenteil eine möglichst frühzeitige und ausgiebige direkte Behandlung des infizierten Gewebes. Aber auch der praktische Arzt wird mit einer rein konservativen Behandlung dieser Form der weiblichen Gonorrhöe nicht immer auskommen, und gelegentlich eine direkte Behandlung der erkrankten Teile vornehmen müssen.

Selbstverständlich enthalten wir uns bei ganz akuter Erkrankung der Uterushöhle jedes direkten Eingriffes. Bettruhe, Vaginalirrigationen, warme Umschläge und symptomatisches Vorgehen gegen die sich einstellenden Erscheinungen bilden hier, außer den oben beschriebenen Glyzerintamponaden, unser einziges therapeutisches Handeln.

Sobald aber die akutesten Erscheinungen etwas zurückgegangen sind, kann auch der praktische Arzt unbedenklich mit einer bestimmten Lokalbehandlung beginnen.

Diese Behandlung der Endometritis cervicalis et uteri nehmen wir ebenfalls in Form von Injektionen von Argentum nitricum vor. Die Einspritzungen werden mittelst einer langen Kanüle mit rückläufigem Strahl oder mit einem feinen Guyonkatheter ausgeführt; sie müssen vorsichtig ausgeführt werden in der Weise, daß zunächst nur einige Tropfen eingespritzt werden, wobei gleichzeitig ein Zurückziehen der Spritze erfolgt, welche von vornherein bis an den inneren Muttermund vorgeschoben werden muß (Wolff).

Wir können uns aber auch nach meiner eigenen Erfahrung mit großem Vorteil einer Methode bedienen, wie sie von Asch angegeben und von Markus folgendermaßen beschrieben wurde. Ätzungen der Cervix mit den starren Plaifairschen Sonden sind unbedingt zu vermeiden! Sobald Gonokokken in der Cervix nachgewiesen werden und die akutesten Erscheinungen abgeklungen sind, wird ein sog. biegsames Sängersches Stäbchen nach der Form des Uterus gebogen, am freien Ende mit Watte glatt und dünn umwickelt, mit dem zu verwendenden Medikament — Markus verwendet hierzu Jothionöl oder Jothionspiritus in 10—12%iger Lösung, wir hauptsächlich Albargin oder Protargol in 1—2%iger Lösung — getränkt und in das Cavum uteri bis zum Fundus eingeführt. Hierauf wird die aus der Cervix herausragende Watteverdickung mit einer schmalen bauchigen Cervixzange gehalten und das Stäbchen aus der Watteumwickelung herausgezogen. Das Wattebäuschchen selbst bleibt einige Minuten im Cavum uteri liegen und wird dann mittelst der Zange entfernt. Nach Markus wird das so eingebrachte Medikament von der sich kontrahierenden Gebärmutter auf der Schleimhaut verrieben und kann so seine Wirksamkeit längere Zeit hindurch entfalten. Diese Medikation wird am besten jeden zweiten Tag wiederholt. Markus macht mit Recht darauf aufmerksam, daß man bei der Endometriumbehandlung nicht brüsk vorgehen dürfe. Jede Lageveränderung des gonorrhoisch erkrankten Uterus ist möglichst zu vermeiden. Deshalb darf man auch die Portio nicht anhaken und herabziehen, weil die dadurch hervorgerufene Zerrung am Pelveoperitoneum am häufigsten zu Aszensionen der Gonorrhöe in die Salpingen Anlaß gibt. Jeder Endometriumbehandlung muß eine bimanuelle Untersuchung zur Feststellung der Lage des Uterus vorangehen, damit man das Stäbchen richtig biegen kann. Zur Einführung des Stäbchens selbst benützt man am besten das von Neugebauer angegebene Spekulum, indem man die Portio nicht anzuhaken braucht. Setzt ein Krampf der Ringmuskulatur des inneren Muttermundes der Einführung des Sängerschen Stäbchens einen stärkeren Widerstand entgegen, so wartet man, bis sich der Krampf gelöst hat, bzw. bis das Stäbchen von selbst in das Cavum hineingleitet. Ferner hat man darauf zu achten, daß man jede Lokalbehandlung der Cervix einige Tage vor und während der Menses aussetzt.

Finden sich im Cervikalsekret bei wiederholter Untersuchung keine Gonokokken mehr, so verwendet man auch hier adstringierende Mittel. Akute Exazerbationen verbieten auch hier selbstverständlich jede weitere Lokalbehandlung.

VI. Salpingitis gonorrhoica und deren Folgen.

Die Salpingitis entsteht durch die Ausdehnung des Tripperprozesses auf die Tuben und ist als Hauptinfektionsherd für die gonorrhoischen Erkrankungen der Uterusadnexe und des Peritoneums anzusehen.

Die Tuben verkleben gewöhnlich an ihrem uterinalen oder

peritonealen Ende oder an beiden zu gleicher Zeit, und es sammeln sich darin Eitermassen an (Pyosalpinx), die, je nachdem sie sich in den Uterus oder in die Abdominalhöhle entleeren, zu eitrigen Ausflüssen und entzündlichen Zuständen des Uterus oder des Peritoneums führen. Diese können sich auf die Ovarien lokalisieren (Oophoritis) oder das ganze Perimetrium befallen (Perimetritis, Pelveoperitonitis).

Die Erkrankungen des Parametriums sind häufiger durch Mischinfektionen bedingt.

Es würde zu weit führen, auf diese Komplikationen des Trippers weiter einzugehen. Sie gehören mehr in das gynäkologische Fach und müssen in den betreffenden Lehrbüchern nachgesehen werden.

XIII. Kapitel.

Die chronische Gonorrhöe des Weibes.

In gleicher Weise, ja in noch höherem Grade als beim Manne, kann auch beim Weibe der akute gonorrhoische Prozeß in einen chronischen übergehen, insbesondere, wenn Organe erkrankt sind, die einer direkten antibakteriellen Behandlung nicht oder nur schwer zugänglich sind, so besonders die Uterusadnexe und das Peritoneum. In diesen Organen kann der gonorrhoische Prozeß jahrelang latent bleiben, um unter verschiedenen Einflüssen, wie Koitus, Menstruation, Wochenbett, ja schon durch heftige Bewegungen wieder akute Exazerbationen hervorzurufen. In vielen Fällen besteht als einziges Symptom einer chronischen Gonorrhöe ein lästiger Ausfluß, in dem sich meistens, wenigstens nicht ohne weiteres, keine Gonokokken nachweisen lassen. Provokationsmethoden, wie sie beim Manne unbedenklich zur Stellung der Diagnose angewendet werden können, sind beim Weibe wegen der größeren Gefahr einer Weiterverbreitung des gonorrhoischen Prozesses, wenigstens seitens des praktischen Arztes, zu unterlassen. Meines Erachtens nach gehört die Behandlung der chronischen Gonorrhöe der Frau und aller ihrer mannigfachen Nachkrankheiten ebenfalls so vollständig in das Gebiet des Gynäkologen, daß ich von einer weiteren Besprechung derselben an dieser Stelle absehen kann.

XIV. Kapitel.

Die Rektalgonorrhöe.

Echte gonorrhoische Erkrankungen der Schleimhaut des Rektums werden in gleicher Weise bei Männern wie bei Weibern beobachtet. Eine direkte Infektion des Rektums kommt jedoch bei Männern wohl ausschließlich nur durch den coitus per anum zustande. Indirekt kann, wie wir bei der Besprechung der verschiedenen Komplikationen der akuten männlichen Harnröhrengonorrhöe gesehen haben, durch Perforation derartiger, eitriger Prozesse in den Mastdarm eine gonorrhoische Erkrankung des Rektums hervorgerufen werden. Bei der Frau ist eine direkte Infektion des Rektums noch außerdem möglich durch Überfließen gonokokkenhaltigen Sekretes über, bzw. in den Anus; sie findet sich, wie ich schon erwähnt habe, am häufigsten bei der Vulvovaginitis der Kinder. Indirekt kann aber auch hier, wie wir wissen, eine Rektalgonorrhöe infolge Durchbruchs einer vereiterten Bartholinischen Drüse zustande kommen. Infolge dieser mannigfachen Infektionsmöglichkeiten wird auch eine gonorrhoische Affektion der Mastdarmschleimhaut bei Frauen häufiger beobachtet als beim Manne. Nach den Angaben von Bruhns fanden Baer und Juliusberg bei etwa einem Drittel aller gonorrhoisch infizierten Patientinnen das Rektum mit gonorrhoisch erkrankt, und Eichhorn sah in über 30% der Fälle von weiblicher Gonorrhöe eine Mitbeteiligung der Rektalschleimhaut und zwar in gleicher Weise bei Prostituierten wie bei Nichtprostituierten.

Die subjektiven Symptome, die eine akute Rektalgonorrhöe hervorruft, sind meist außerordentlich geringfügiger Natur. Manchmal bemerken die Patienten etwas Brennen und leichte Schmerzen im Rektum, besonders bei der Defäkation oder beim Einführen eines Mastdarmspekulums, in der Regel jedoch geht dieser Prozeß ohne die geringsten subjektiven Beschwerden vor sich.

Auch objektiv findet man außer einer mehr oder weniger ausgesprochenen Rötung und leichten Schwellung der Umgebung des Afters meist keine besonderen Symptome. Faltet man die Analwand mit den Fingern oder mittelst eines Rektalspekulums auseinander, so sieht man wohl in vielen Fällen Rötung und Schwellung der Schleimhaut und etwas Eiter der Rektalwand aufliegen, der dann meist massenhaft typisch gelagerte Gonokokken enthält. Stellenweise finden sich dann auch häufig leicht blutende Erosionen. Intertriginöse Ekzeme, die durch den ausfließenden Eiter in der Umgebung des Afters hervorgerufen werden, Ulzerationen und Rhagaden am oder im Analring können direkt oder indirekt durch Sekundärinfektion im Verlaufe einer akuten Rektalgonorrhöe entstehen und auf eine derartige Erkrankung hinweisen.

Eine sichere Diagnose gibt jedoch auch hier, wie bei allen gonorrhoischen Erkrankungen nur der Nachweis von echten Gonokokken auf der Rektalschleimhaut. Freilich gelingt diese hier nicht ohne weiteres. Am sichersten und verhältnismäßig leichtesten führt man ihn, wenn man nach der Stuhlentleerung die Rektalschleimhaut mit einer indifferenten Lösung abspült und mittelst eines scharfen Löffels abkratzt. Wegen der starken Bakterienflora, die sich gerade im Rektum ja immer vorfindet, ist eine Gramsche Färbung der gewonnenen Präparate wohl immer erforderlich.

Der Verlauf einer Rektalgonorrhöe ist stets, auch bei gut durchgeführter Behandlung, ein äußerst langwieriger. Die Prognose ist daher immer mit Vorsicht zu stellen, besonders auch deshalb, weil eine derartige Erkrankung zu Rektalstrikturen führt, die ja besonders bei Frauen nicht selten beobachtet werden.

Die Behandlung selbst besteht in erster Linie in Ausspülungen mit den bekannten Antisepticis in nicht zu starker Lösung, insbesondere mit $\frac{1}{4}$—$\frac{1}{2}$%igem Argentum nitricum. Asch und Markus empfehlen die Einspritzung von 20—30 ccm einer Argentum- oder 5%igen Alumnolsalbe mittelst einer von Asch konstruierten besonderen Rektalsalbenspritze. Fissuren und Geschwüre an der Rektalöffnung werden mit dem Argentumstift geätzt und durch Einführung von Jodoformsuppositorien (Jodoform 0,2, But. Cacao 2,0, f. supp.) oder von Jodoformgaze behandelt.

XV. Kapitel.

Conjunctivitis gonorrhoica.

In gleicher Weise wie die Rektalschleimhaut kann auch die Konjunktiva bei beiden Geschlechtern gonorrhoisch erkranken. Gelangen virulente Gonokokken auf irgend eine Art ins Auge, so rufen sie hier zunächst eine akute Bindehautentzündung hervor.

Wie bei der gonorrhoischen Erkrankung anderer Schleimhäute, geht auch hier dem Ausbruch dieser Krankheit eine gewisse Inkubationszeit voraus, deren Dauer, je nach der Virulenz der Gonokokken und der Empfänglichkeit der Patienten von einigen Stunden bis zu drei Tagen schwankt. Als erstes subjektives Symptom der beginnenden Entzündung der Konjunktiva tritt Jucken und ein leichtes Brennen im infizierten Auge auf, das von einer Vermehrung der Tränensekretion begleitet ist. Meist steigern sich diese entzündlichen Vorgänge außerordentlich rasch zum Höhepunkt der Erkrankung, der oft schon einige Tage nach erfolgter Infektion erreicht wird. Die Lider röten sich intensiv, werden heiß und schwellen ödematös derart an, daß der Patient nicht imstande ist, das erkrankte Auge zu öffnen. Auch der Arzt hat meist Mühe, die geschwollenen Lider soweit zu öffnen, daß er die Hornhaut zu Gesicht bekommt. Gelingt dies, so quillt aus der Augenspalte eine fleischwasserähnliche Flüssigkeit hervor, in der massenhaft Eiterflocken suspendiert sind, die zahlreiche, typisch gelagerte Gonokokken enthalten. Die Bindehaut der Lider und des Übergangsteiles ist intensiv gerötet, stark geschwollen und prall gespannt, ihre Oberfläche ist von höckeriger, körniger Beschaffenheit, wodurch sich die Blennorrhöe vom einfachen Katarrh selbst in seinen schwersten Formen unterscheidet. Die Bindehaut des Augapfels zeigt die gleiche Schwellung, die sich am Rande der Hornhaut scharf absetzt, so daß diese tief in einem erhabenen Wall liegt (Chemosis), der von entzündeter Konjunktivalschleimhaut gebildet wird. Das Auge und die dasselbe umgebenden Hautpartien, die meist an der Schwellung teilnehmen, sind außerordentlich druckempfindlich. Die entsprechende, vor dem Ohr gelegene Lymphdrüse ist fast immer gleichfalls entzündlich geschwollen und mehr oder weniger druckempfindlich. Die Temperatur ist in der Regel gesteigert. Subjektiv bestehen in diesem Höhestadium der Erkrankung neben starker Lichtscheu meist heftige, nach der Stirn ausstrahlende Schmerzen, Schlaflosigkeit, Mattigkeit und infolgedessen eine mehr oder weniger große allgemeine Schwäche.

Dieses Krankheitsbild, das man das Stadium der Infiltration nennt, bleibt in der Regel 2—3 Tage auf seinem Höhepunkt bestehen, dann folgt das zweite Stadium, dasjenige der Pyorrhöe, das charakterisiert ist durch Abschwellung der ödematösen Schwellung der Lider und der prallen Infiltration der Bindehaut und vor allem durch das Auftreten einer sehr reichlichen, rein eitrigen, massenhaft Gonokokken enthaltenden Sekretion. Der Eiter sickert aus den Lidspalten fortwährend hervor, fließt über die Wangen herab, trocknet hier zu Borken ein und ruft Exkoriationen hervor. Im weiteren Verlaufe schwillt auch die Bindehaut allmählich immer mehr ab und kehrt in manchen Fällen innerhalb der nächsten 4—6 Wochen wieder zur Norm zurück, kann aber auch in ein drittes Stadium, in das der chronischen Blennorrhöe übergehen.

Natürlich gibt es auch hier leichtere und schwerere Fälle, die ihrer Natur nach etwas von diesem Typus einer Konjunktivalblennorrhöe abweichen können. In leichten Erkrankungen sichert erst der Nachweis von Gonokokken in dem ja stets bei einer Entzündung der Konjunktiva vorhandenen Sekrete die Diagnose einer vorliegenden gonorrhoischen Erkrankung. Bei ganz schweren Fällen kann es zur Bildung kruppöser, diphtherieähnlicher Membranen auf der Oberfläche der Bindehaut kommen.

Die gefürchteste Komplikation der Conjunctivitis gonorrhoica ist die Erkrankung der Hornhaut, da sie in vielen Fällen eine unheilbare Erblindung nach sich zieht. Dieser Prozeß beginnt damit, daß die Hornhaut oberflächlich matt und leicht diffus getrübt wird. Dann entstehen innerhalb dieser Trübung umschriebene Infiltrate von grauer Farbe, die bald gelb werden und geschwürig zerfallen. Sitzen diese Geschwüre am Rande der Hornhaut und führen sie eine baldige Perforation derselben herbei, so kommt eben infolge dessen die eitrige Infiltration der Hornhaut nicht selten zum Stillstand und es bleibt dann wenigstens ein Teil derselben erhalten. Konfluieren aber diese Geschwüre und umziehen sie in der Form eines gelben Ringes die ganze Hornhaut oder tritt der eitrige Zerfall zuerst in der Mitte der Hornhaut auf, so ist die Hornhaut gänzlich verloren. Je nachdem die Kornea nur teilweise oder gänzlich zerstört wird, kommt es zu mehr oder weniger starker Narbenbildung, zu Irisvorfall, Staphylom oder sogar zur Panophthalmie (Fuchs).

Je schwerer die Entzündung der Bindehaut und zwar besonders die des Bulbus ist und je frühzeitiger die Mitbeteiligung der Kornea auftritt, desto schwerer verläuft diese in der Regel. Bei hochgradiger Chemosis wird die Hornhaut stets ergriffen und ist fast immer unrettbar verloren.

Die Prognose dieser Erkrankung ist daher immer sehr ernst zu stellen. Sie wird, wie sich aus dem eben Gesagten ergibt, im wesentlichen von der Intensität und dem Verlauf der Konjunktivitis abhängen.

Durch eine geeignete Prophylaxe wird man daher das Zustandekommen einer gonorrhoischen Infektion der Augen möglichst zu vermeiden suchen. Aus diesem Grunde müssen wir, wie wir ja schon gehört haben, jeden tripperkranken Menschen ausdrücklich auf die Gefahr der Infektion der Augen aufmerksam machen und ihnen die nötige Reinlichkeit dringend anempfehlen. Ist ein Auge bereits infiziert, so werden wir eine Übertragung des Virus auf das andere Auge unter allen Umständen zu verhüten suchen. Wir erreichen das am besten durch einen gutsitzenden Okklusivverband, den wir an dem gesunden Auge nach Fuchs am besten folgendermaßen anlegen: Man verschließt zuerst die Lidspalte durch einige schmale, senkrecht angelegte Streifen englischen Pflasters. Darüber polstert man die Augengrube mit Watte aus und bedeckt das Ganze durch ein entsprechend zugeschnittenes Stück Heftpflaster, das man ringsum entlang den Rändern der Orbita sorgfältig anklebt. Zur besseren Befestigung kann man die Ränder des Läppchens und die angrenzende Haut noch mit Kollodium bestreichen. Außerdem rät man dem Patienten, möglichst nur auf der Seite des erkrankten Auges zu schlafen, um ein Überfließen des Sekretes über die Nasenwurzel auf die noch gesunde Seite unmöglich zu machen. (Wolff).

Selbstverständlich muß man auch die Umgebung und das Wartepersonal des Kranken zu peinlichster Reinlichkeit auffordern. Das zur Reinigung und zum Verbinden des Auges gebrauchte Material wird am besten sofort verbrannt.

Die eigentliche Therapie dieser Erkrankung besteht vor allem in der sorgfältigen, möglichst oft, auch zur Nachtzeit wiederholten Reinigung des erkrankten Auges von dem Sekrete. Dies geschieht nach Fuchs am besten mittelst eines Irrigators mit flachgedrücktem Ansatzstück, das leicht zwischen Lider und Augapfel eingeführt werden kann. Zur Spülung selbst verwendet man zweckmäßig eine schwache (1 : 5000) lauwarme Lösung von Kaliumpermanganat, mit der man täglich 3—4 mal den ganzen

Bindehautsack ausspült. In der Zwischenzeit wird das Auge fleißig mit Wattebäuschen, die mit der gleichen Flüssigkeit getränkt sind, gereinigt, wobei man die Lider leicht und sanft auseinanderzieht, oder, wenn angängig, ektropioniert. Ferner muß man, besonders im akuten Stadium, dauernd Kälteapplikationen auf das erkrankte Auge vornehmen, am besten in der Weise, daß man in Eiswasser getauchte Leinwandkompressen auflegt, die möglichst oft gewechselt werden. Unter Umständen wird man bei sehr starker Spannung der Konjunktiva Skarifikationen derselben vornehmen müssen. Auch lokale Blutentziehung durch das Ansetzen von 6—10 Blutegeln an die Schläfe wirkt hier sehr günstig.

Ist die Schwellung und Entzündung der Schleimhaut zurückgegangen und die Sekretion rein eitrig geworden, ist also die Erkrankung in ihr zweites Stadium übergetreten, dann ist das Tuschieren der Bindehaut mit dem Lapisstift oder mit 1—2%iger Lösung von Argentum nitricum das beste Mittel, um Schwellung und die reichliche Sekretion rasch zum Schwinden zu bringen. Diese Ätzungen, die nicht früher begonnen werden dürfen, als bis die pralle Schwellung der Bindehaut einer weichen, sukkulenten Beschaffenheit derselben Platz gemacht hat, führt man nach Lesser am besten in der Weise aus, daß man die Lösung mittelst eines Pinsels auf die ektropionierten Lider aufträgt. Um die Conjunctiva bulbi möglichst zu schonen, wird der Bulbus zweckmäßig von einem Assistenten mit dem nicht ektropionierten Lide bedeckt. Nach Ätzung erfolgt Neutralisierung des überschüssigen Höllensteines mit Kochsalzlösung. Derartige Ätzungen, die übrigens durch eventuell vorhandene Hornhautgeschwüre nicht kontraindiziert sind, dürfen erst nach Abstoßung des durch das Tuschieren hervorgerufenen Ätzschorfes, frühestens nach 24 Stunden, wiederholt werden.

Ist die Krankheit, bei günstigem Verlaufe in ihr drittes Stadium eingetreten, sind also die entzündlichen Erscheinungen und die Sekretion fast ganz geschwunden und restiert nur noch eine leichte Verdickung der Bindehaut, so wird diese mit dem sog. Blaustift (ein rundgeschliffener Kristall von Cuprum sulfuricum) in derselben Weise wie mit dem Lapisstift mehrmals überstrichen, wobei die durch das gelöste Kupfersalz blaugefärbte Tränenflüssigkeit sorgfältig mit einem Wattebäuschchen aufzutupfen ist. Diese Behandlung ist jedoch nur erlaubt, wenn die Hornhaut vollkommen gesund ist oder nur schon in Vernarbung begriffene Geschwüre aufweist.

Die Behandlung der Hornhautaffektionen fällt so vollkommen in das Gebiet des Augenspezialisten, daß ich von einer Besprechung derselben hier absehen und auf die einschlägigen Lehrbücher verweisen muß.

Erwähnen möchte ich noch, daß es in den sehr seltenen Fällen, die wir schon einige Stunden nach einer sicher stattgehabten gonorrhoischen Infektion zu Gesicht bekommen, durch die oben beschriebenen Ausspülungen und Einträufelungen einer 1—2 %igen Argentum nitricum-Lösung gelingen kann, diese Erkrankung zu kupieren.

In gleicher Weise gehen wir bekanntlich auch vor bei der Prophylaxe der ähnlich verlaufenden Blennorrhoea neonatarum, die meist dadurch zustande kommt, daß während des Geburtsaktes Trippereiter aus den gonorrhoisch erkrankten Genitalien der Mutter in die Augen des Kindes gelangt. Bevor dieses „Credésche Verfahren“ allgemein geübt wurde, bildete die Blennorrhoea neonatarum in über 10% die Ursache von Erblindungen.

XVI. Kapitel.

Stomatitis und Rhinitis gonorrhoica.

Obwohl die Gonokokken exzessive Schleimhautparasiten sind und, wie wir im vorhergehenden Kapitel gesehen haben, nicht nur in dem Bereiche des Urogenitalapparates vorkommen, bilden doch gonorrhoische Infektionen der Mund- und Nasenhöhle außerordentlich selten beobachtete Erkrankungen. Es liegt dies einerseits daran, daß die Schleimhaut der Mund- und Nasenhöhle im Gegensatz zu den anderen Schleimhäuten wohl an und für sich nur sehr schwer gonorrhoisch affiziert werden kann und daß andererseits eine sichere Diagnose derartiger Erkrankungen nicht so leicht ist wie bei den anderen Trippererkrankungen. Während ja bei diesen der Nachweis typischer Diplokokken in den eitrigen Sekreten meist sofort genügt, um diese Affektion als eine echte Gonorrhöe erkennen zu lassen, müssen wir bei der Diagnose ähnlicher Verhältnisse in der Mund- und Nasenhöhle viel vorsichtiger sein, da hier eine Anzahl gonokokkenähnlicher Diplokokken schon normalerweise vorkommen können. Aus diesem Grunde auch können eine Anzahl der an und für sich schon nur spärlich in der Literatur sich vorfindender Fälle von gonorrhoischen Erkrankungen der Mund- und Nasenhöhle wohl nicht absolut sicher als solche angesehen werden. In den übrigen, äußerst seltenen Fällen von echter Gonorrhöe ist nach Bruhns diese Erkrankung als eine Form der akuten Stomatitis bzw. Rhinitis mit Schwellung und Rötung der Schleimhaut und Auflagerungen eines zähen, schleimigeitrigen Sekretes charakterisiert, in dem sich die Gonokokken in ihrer charakteristischen Form und Lagerung vorfinden. Während sich die Stomatitis gonorrhoica in der Mehrzahl bei Säuglingen, aber vereinzelt doch auch bei Erwachsenen vorfand, soll nach den Angaben und Zusammenstellungen von de Stella die Rhinitis gonorrhoica nur bei Säuglingen bisher beobachtet worden sein (Bruhns).

Obwohl nun die Schleimhaut der Mundhöhle, dem eben Gesagten zufolge, an und für sich einen recht schlechten Boden für die Haftung und Weiterentwicklung der Gonokokken abzugeben scheint, müssen sich doch Gonokokken, die aus irgend einem Grunde dort abgelagert worden sind (durch Coitus per os, Cunnilingus, durch herabfließendes Sekret bei einer Augenblennorrhöe u. a.) längere Zeit in ungeschwächter Virulenz erhalten können, was daraus hervorgeht, daß Fälle von frischen gonorrhoischen Urethritiden nach einem Coitus per os beobachtet worden sind.

Die Therapie bei der Stomatitis und Rhinitis gonorrhoica wird übrigens der bei den anderen gonorrhoischen Affektionen entsprechen müssen und in erster Linie in Spülungen und Pinselung mit antibakteriellen Lösungen, insbesondere mit Argentum nitricum bestehen.

XVII. Kapitel.

Gonorrhoische Erkrankungen der Haut.

Die mit der Gonorrhöe im Zusammenhange stehenden bzw. durch den Gonokokkus hervorgerufenen Erkrankungen der Haut lassen sich nach Buschke in zwei Hauptgruppen einteilen: in lokale Erkrankungen (Follikulitis, Ulzerationen und Abszesse) und in allgemeine, die gonorrhoischen Exantheme. Bezüglich der ersteren gilt im allgemeinen das, was im vorhergehenden von der Stomatitis und Rhinitis gesagt wurde, nämlich daß diese nur schwer als echte gonorrhoische Affektionen sicher gestellt werden können und daß sie eben als diese nur relativ sehr selten beobachtet werden können. Auf Einzelheiten hier einzugehen, würde zu weit führen. Es mag genügen zu erwähnen, daß, wie aus einer Zusammenstellung von Buschke hervorgeht, auch die äußere Haut durch Gonokokkeninfektion erkranken kann. Derartige Erkrankungen entstehen entweder durch direkte Einwanderung von Gonokokken, so besonders bei den in der Genitoanalgegend lokalisierten Follikulitiden, Erosionen und Ulzerationen, oder auf metastatischem Wege, was besonders bei den gonorrhoischen Abszessen der Fall ist. Auch bezüglich der Therapie dieser Formen gilt hier das gleiche wie für die Behandlung der echten gonorrhoischen Stomatitis und Rhinitis.

Die allgemeinen gonorrhoischen Hauterkrankungen präsentieren sich klinisch in der Form von mehr oder weniger ausgebreiteten, außerordentlich mannigfachen Exanthemen. Nach Buschke findet man hier bei diesen Erkrankungen einfache Erytheme, Papeln, tiefere, dem Erythema nodosum ähnliche Infiltrate, Blasenbildung, Blutungen und übermäßige Verhornungen. Meist gehen sie mit mehr oder weniger hohem Fieber einher und sind von wechselnder Dauer, entweder flüchtig oder wochen-, ja monatelang anhaltend. Sie treten meist im frischen Stadium einer Gonorrhöe auf und fast stets bei einer gleichzeitig bestehenden derartigen metastatischen Erkrankung. Ätiologisch kommt für diese echten gonorrhoischen Exantheme — die im Verlaufe einer Gonorrhöe oft ebenfalls in ähnlicher Weise auftretenden Arzneiexantheme müssen hier natürlich ausgeschaltet werden — nach Buschke in erster Linie eine Verbreitung der Gonokokken selbst oder ihrer Giftsubstanzen im Körper in Betracht.

XVIII. Kapitel.

Metastasen der Gonorrhöe.

Wie ich bereits eingangs dieser meiner Ausführungen erwähnt habe, kann der Gonokokkus von seinem primären, meist auf oder in der Schleimhaut der Genitalorgane lokalisierten Krankheitsherd auf dem Wege der Blut- oder Lymphbahn in die allgemeine Blutbahn gelangen und in gleicher Weise wie die Staphylo- und Streptokokken entweder eine pyämische Allgemeininfektion des

Organismus hervorrufen oder in den verschiedensten Organen lokalisierte spezifische Erkrankungen veranlassen. Obwohl man den Übergang von Gonokokken in den Blutkreislauf durch Kultivierung derselben aus dem Blute sicher gestellt hat, kommt es glücklicherweise nur sehr selten zu wirklichen septischen Allgemeininfektionen. Die Gonokokken halten sich anscheinend nicht lange im Blute und kommen hier zu keiner Vermehrung. Meist aber werden sie durch dieses in die synovialen Auskleidungen der Gelenke und Sehnenscheiden, in das Endokard, in die Pleura und in andere Organe, wie die Muskeln, Nerven und in seltenen Fällen auch in das Auge geschleppt, wo sie dann oft die schwersten Erkrankungen hervorrufen können.

Die bekannteste und häufigste Form einer derartigen gonorrhoischen metastatischen Erkrankung ist

a) der gonorrhoische Gelenkrheumatismus.

Der echte gonorrhoische Gelenkrheumatismus ist eine verhältnismäßig seltene Erkrankung, für die meiner Ansicht nach der allgemein angenommene Prozentsatz von 1—2% noch zu hoch ist. In der Regel tritt er nicht vor der dritten bis vierten Woche nach der Infektion auf, und nicht, ohne daß vorher der gonorrhoische Prozeß auf die Pars posterior der Harnröhre übergegriffen hat. Im allgemeinen erkranken Männer weit häufiger an einem gonorrhoischen Gelenkrheumatismus als Frauen. In der Mehrzahl der Fälle werden nur ein oder einige Gelenke, am häufigsten, in $^2/_3$ der Fälle etwa, das Kniegelenk, sodann die Sprunggelenke, die Hand-, Schulter-, Hüftgelenke, die Gelenke der Finger und Zehen und nur sehr selten die übrigen Gelenke befallen. Die gleichzeitige Erkrankung vieler Gelenke bildet eine große Seltenheit. Der lokale Befund, den ein so erkranktes Gelenk bietet, ist ein verschiedenartiger. Entweder findet man am Gelenk gar keine objektiv nachweisbaren Veränderungen, nur die meist plötzlich hier aufgetretenen, meist sehr intensiven Schmerzen lassen eine derartige Erkrankung vermuten. Oder man kann hier einen, meist nicht sehr erheblichen Erguß nachweisen (Ballotement der Patella!), dessen Natur, wie die Punktion ergibt, serös oder serös-eitrig ist und in dem man manchmal Gonokokken in wechselnder Anzahl, manchmal aber auch keine nachweisen kann. Meist ist die äußere Haut über solchen Gelenken normal, doch beobachtet man, besonders bei sehr starken Ergüssen, auch starke

Rötung und Spannung derselben. Fast immer sind derartige Erkrankungen von Fieber mittlerer oder stärkerer Intensität begleitet. Dieses Fieber zeigt dann gewöhnlich den Typus des intermittierenden Fiebers; bei normalen oder fast normalen Morgentemperaturen steigt die Körperwärme abends auf 39° und 40° und noch darüber. Die gonorrhoische Arthritis braucht nicht immer auf ein Gelenk beschränkt zu bleiben; wiederholt beobachtet man, daß sie sprungweise auch andere Gelenke befällt. Meist hat sie den Charakter einer reinen Synovitis, doch können auch schwere Erkrankungen der Gelenkkapsel und phlegmonöse periartikuläre Entzündungen auftreten, bei denen sich dann eine völlige Restitutio ad integrum nicht mehr einzustellen pflegt.

Während der Verlauf einer derartigen Erkrankung bei geeigneten therapeutischen Maßregeln in einigen Wochen mit vollkommener Heilung beendet sein kann, erstreckt er sich bei anderen Fällen über Monate, ja Jahre, wobei dann gewöhnlich ein Wechsel von Remissionen und Exazerbationen beobachtet wird. Nicht häufig tritt im Anschluß an eine gonorrhoische Gelenkentzündung völlige Versteifung ein, noch seltener Vereiterung. Dagegen ist häufiger eine derartige Erkrankung mit Endo- und Perikarditis kompliziert.

Obwohl die Diagnose einer vorliegenden gonorrhoischen Gelenkerkrankung aus den eben geschilderten Eigentümlichkeiten dieser Erkrankung und daraus, daß in solchen Fällen immer gleichzeitig auch eine Gonorrhöe der Sexualorgane vorliegen muß, anscheinend leicht gestellt werden kann, gibt doch gerade diese Erkrankung besonders dem praktischen Arzte am häufigsten Anlaß zu Irrtümern. Einerseits wird nämlich zu wenig darauf geachtet, daß derartige Gelenkerkrankungen durch eine bestehende Gonorrhöe hervorgerufen sein können bzw. werden nach dieser Seite hin zu wenig Erhebungen angestellt oder aber es wird derartigen negativen Angaben, besonders bei Frauen, zuviel Gewicht beigelegt. Andererseits aber wird häufig außer acht gelassen, daß ein Tripperkranker gelegentlich auch einen nicht gonorrhoischen Gelenkrheumatismus akquirieren kann und deshalb jede rheumatische Erkrankung, gleichviel ob mehrere verschiedene Gelenke gleichzeitig erkrankt sind, bei jedem Gonorrhoiker ohne weiteres als gonorrhoisch erklärt. In vielen Fällen wird die Diagnose noch dadurch erhärtet, daß der echte Gelenkrheumatismus auf größere Gaben von

Salizylpräparaten oder ihr Ersatzmittel in der Regel mit Nachlassen der Schmerzen und Abfallen der Temperatur prompt reagiert, während der Verlauf des Tripperrheumatismus fast in keiner Weise dadurch beeinflußt wird. In gleicher Weise wird man ex juvantibus die Diagnose stellen können und müssen, wenn etwa eine oft sehr ähnliche monartikuläre Form von syphilitischer Gelenkerkrankung in Frage kommt.

Bei der Therapie der echten Trippergicht müssen wir uns im wesentlichen darauf beschränken, das erkrankte Glied so frühzeitig als möglich vollkommen ruhig zu stellen. Um dies zu erreichen, müssen wir bei dem Patienten, der selbstverständlich im Bette liegen bleiben muß, eine genügend lange Schiene verwenden, und diese mittelst Stärkebinden so anlegen, daß die Extremität, an der sich das erkrankte Gelenk befindet, auch wirklich nicht bewegt werden kann. Das Gelenk selbst wird mit warmen Einpackungen, heißen Sandsäcken und Thermophoren und mit feuchtwarmen Umschlägen behandelt. Ganz besonders empfiehlt sich hier eine täglich ½—1 Stunde vorzunehmende Lokalbehandlung mit den sog. Heißluftapparaten. Irgendwelche Wirkungen der Bierschen Stauung oder der Aufpinselung von Ichthyol- oder Jodpräparaten auf die Haut habe ich bisher nicht beobachten können, doch kann man diese wenigstens versuchsweise, um die Resorption zu unterstützen, anwenden. Zu heftige Schmerzen wird man mittelst Pyramidon oder Morphium zu bekämpfen versuchen; Aspirin oder Salizyl wirkt, wie ich ja schon zuvor gesagt habe, hier leider gar nicht. Wenn die akuten Beschwerden nachgelassen haben, versucht man möglichst frühzeitig geeignete Massage- und Bewegungsübungen, um einer etwaigen Ankylose vorzubeugen. Sobald sich aber bei derartigen Maßnahmen stärkere Beschwerden wieder einstellen, muß man diese wieder aussetzen. Selbstverständlich unterbleibt auch hier, wie bei jeder Komplikation von Gonorrhöe, jegliche Lokalbehandlung derselben.

b) Endokarditis gonorrhoica.

Wie bereits im vorhergehenden erwähnt wurde, ist der akute gonorrhoische Gelenkrheumatismus sehr oft kompliziert mit einer gonorrhoischen Erkrankung des Endo- oder Perikardiums. Allerdings werden leichtere Formen dieser Erkrankung häufig übersehen, da sie außer etwas Herzklopfen leichten

Beklemmungsgefühlen und einem geringfügigen, nach einigen Tagen schon wieder verschwindenden Geräusch an der Mitralis oder an der Herzbasis keine weiteren Erscheinungen bieten. In schwereren, leider nicht allzu seltenen Fällen aber kann es durch eine direkte Wirkung der Gonokokken zu verrukösen oder ulzerösen Auflagerungen an den Herzklappen und infolgedessen zu stärkeren Störungen in der Herztätigkeit kommen. Subjektiv bestehen denn auch intensivere Beschwerden; es bildet sich, meist von Fiebersteigerungen begleitet, dann hier ein Geräusch an den Herzklappen, der Basis oder der Spitze aus, das keine Neigung zum Rückgang zeigt, und mitunter durch eine hinzutretende Myo- und Perikarditis kompliziert zum Tode oder doch zu einem dauernden Herzfehler führt.

Aus diesen Gründen ist die Prognose einer im Verlaufe einer Gonorrhöe auftretenden Endokarditis immer als sehr ernst zu stellen.

Therapeutisch kommt hier in erster Linie ebenfalls Bettruhe in Betracht, sodann die dauernde Applikation einer Eisblase, bei erregter unregelmäßiger Herztätigkeit Digitalis oder Digalen und bei Schmerzen Morphium.

c) Andere metastatisch gonorrhoische Erkrankungen.

Im Verlaufe einer Gonorrhöe können nun auf metastatischem Wege auch noch andere Organe gonorrhoisch erkranken. In erster Linie sind hier zu erwähnen die gonorrhoischen Sehnenscheiden- und Schleimbeutelerkrankungen, die entweder durch Weitergreifen des Prozesses von einem erkrankten Gelenk aus oder auch isoliert erkranken. Am häufigsten werden in dieser Weise die Extensoren der Hände und Füße befallen, die dann dieselben Symptome hervorrufen wie die gonorrhoischen Gelenkerkrankungen. Eine besondere Form dieser Erkrankungen stellt die sog. Achillodynie dar, eine schmerzhafte Anschwellung der Insertion der Achillessehne und der Fascia plantaris. Weiterhin sieht man seltene Fälle von gonorrhoischer Periostitis, Osteomyelitis und Myositis. Letztere findet sich meist in Form zirkumskripter, derber, äußerst schmerzhafter Infiltrate, vor allem in den Muskeln der unteren Extremitäten. Ein derartiges, etwa walnußgroßes Infiltrat, das sich ohne die geringste Temperatursteigerung bildete, konnte ich im Verlaufe einer akuten

Gonorrhöe im Vastus medialis beobachten und aus dessen geringer serös-blutigen Punktionsflüssigkeit typische Gonokokkenkulturen gewinnen. Aber auch gonorrhoische Nervenerkrankungen, insbesondere Fälle von Ischias gonorrhoica werden beobachtet, sowie Neuritiden und Polyneuritiden, Myelitiden, Phlebitiden, Pleuritis und Lungeninfarkte, die mit Sicherheit durch eine direkte Einwanderung von Gonokokken hervorgerufen worden waren. „Es gibt", wie Caro treffend bemerkt, „keine Körperhöhle, die nicht im Verlaufe der Gonorrhöe von Metastasen befallen werden könnte."

Zu erwähnen ist noch das nicht zu seltene Vorkommen einer echten metastatischen Conjunctivitis gonorrhoica, die im Verlaufe viel gutartiger ist, wie die oben beschriebenen, durch direkte Gonokokkeninfektion hervorgerufenen Augenerkrankungen und von diesen natürlich zu unterscheiden ist.

Auf die Therapie dieser mannigfachen Erkrankungen kann hier nicht näher eingegangen werden, da sie rein symptomatisch ist und teilweise wie die Arthritis gonorrhoica zu behandeln, teilweise aber ganz in das Gebiet der inneren Medizin gehört.

XIX. Kapitel.

Gonorrhöe und Ehekonsens.

Eine der häufigsten Fragen, die auch an den praktischen Arzt gestellt werden, ist die, ob und wann ein Patient, der an einer Gonorrhöe erkrankt war, vollkommen geheilt oder nicht mehr infektiös ist, bzw. ob er eine Ehe eingehen kann oder nicht. Die Beantwortung dieser verantwortungsvollen Frage ist eine der schwersten, die dem Arzt überhaupt vorgelegt werden kann und erfordert sowohl große ärztliche Kenntnisse, als viel Feingefühl und Takt.

Kann doch einerseits dadurch, daß zu vorschnell der Patient gesund erklärt bzw. eine Heirat gestattet worden ist, obwohl noch latente Gonokokken vorhanden waren, unsägliches Elend durch eine gonorrhoische Infektion der Frau in die junge Ehe gebracht und durch eine folgende Sterilität der Frau die Hoffnung auf Nachkommenschaft vernichtet werden! Andererseits kann dadurch, daß der Arzt einen harmlosen postgonorrhoischen Nachkatarrh seiner Natur nach verkennt und die Ehe verbietet, der Betroffene, abgesehen von materiellen Schädigungen, in schwere psychische und moralische Depression verfallen. Obwohl die endgültige Entscheidung, ob eine Gonorrhöe wirklich vollkommen geheilt ist, einzig und allein dem erfahrenen Spezialarzt überlassen bleiben muß, der die feinsten Methoden des Nachweises latenter Gonokokken beherrschen und in solchen Fällen anwenden muß, wird doch auch dem praktischen Arzt hier noch viel zu tun übrig bleiben. Vor allem wird er seinen Patienten darüber aufklären müssen, welche unheilvollen Folgen ein Geschlechtsverkehr bzw. eine Heirat haben kann, wenn auch nur die Möglichkeit einer noch vorhandenen Infektiosität besteht. Er wird, nachdem er selbst in fraglichen Fällen alle ihm zu Gebote stehenden Mittel einer Untersuchung auf die Anwesenheit von Gonokokken in der Harnröhre und der mit ihr in Verbindung stehenden Sexualorgane nach den oben gegebenen Vorschriften angewendet hat, mit aller Energie darauf dringen, daß in jedem Falle noch eine eingehende spezialärztliche Untersuchung nach dieser Richtung hin stattfindet. Aber er wird auch durch geeigneten Zuspruch alles aufbieten müssen, den Mut und das Vertrauen allzu ängstlicher Patienten zu stärken und sie unter energischem Hinweis auf die Tatsache, daß jede, auch die langanhaltendste Gonorrhöe bei geeigneter Behandlung sicher einmal vollkommen geheilt wird, zur Geduld erziehen und vor den traurigen Erscheinungen der sexuellen Neurasthenie bewahren müssen.

GPSR Compliance

The European Union's (EU) General Product Safety Regulation (GPSR) is a set of rules that requires consumer products to be safe and our obligations to ensure this.

If you have any concerns about our products, you can contact us on ProductSafety@springernature.com

In case Publisher is established outside the EU, the EU authorized representative is:

Springer Nature Customer Service Center GmbH
Europaplatz 3
69115 Heidelberg, Germany

Batch number: 10844627

Printed by Printforce, the Netherlands